Atlas Colorido de Otologia

Diagnóstico e Tratamento

Thieme Revinter

Atlas Colorido de Otologia

Diagnóstico e Tratamento

Anirban Ghosh, MS-ENT
Chief Consultant
Hope Nursing Home
Raniganj, West Bengal, India

Thieme
Rio de Janeiro • Stuttgart • New York • Delhi

Dados Internacionais de Catalogação na Publicação (CIP)
(eDOC BRASIL, Belo Horizonte/MG)

G427a

Ghosh, Anirban.
Atlas colorido de otologia: diagnóstico e tratamento/Anirban Ghosh; tradutora Ângela Nishikaku. – Rio de Janeiro, RJ: Thieme Revinter, 2023.

16x23 cm
Inclui bibliografia.
Título Original: *Color Atlas of Otology*
ISBN 978-65-5572-199-7
eISBN 978-65-5572-201-7

1. Ouvidos – Doenças – Diagnóstico. 2. Ouvidos – Doenças – Tratamento. 3. Otologia. I. Nishikaku, Ângela. II. Título.

CDD: 617.51

Elaborado por Maurício Amormino Júnior – CRB6/2422

Tradução:
ÂNGELA NISHIKAKU
Tradutora Especializada na Área da Saúde, SP

Revisão Técnica:
VAGNER ANTONIO RODRIGUES DA SILVA
Professor Colaborador da Faculdade de Ciências Médicas (Unicamp)
Professor do Programa de Pós-Graduação em Ciências (FCM-Unicamp)

Título original:
Color Atlas of Otology
Copyright © 2021 by Thieme
ISBN 978-93-90553-76-1

© 2023 Thieme. All rights reserved.

Thieme Revinter Publicações Ltda.
Rua do Matoso, 170
Rio de Janeiro, RJ
CEP 20270-135, Brasil
http://www.ThiemeRevinter.com.br

Thieme USA
http://www.thieme.com

Impresso no Brasil por Hawaii Gráfica e Editora Ltda.
5 4 3 2 1
ISBN 978-65-5572-199-7

Também disponível como eBook:
eISBN 978-65-5572-201-7

Nota: O conhecimento médico está em constante evolução. À medida que a pesquisa e a experiência clínica ampliam o nosso saber, pode ser necessário alterar os métodos de tratamento e medicação. Os autores e editores deste material consultaram fontes tidas como confiáveis, a fim de fornecer informações completas e de acordo com os padrões aceitos no momento da publicação. No entanto, em vista da possibilidade de erro humano por parte dos autores, dos editores ou da casa editorial que traz à luz este trabalho, ou ainda de alterações no conhecimento médico, nem os autores, nem os editores, nem a casa editorial, nem qualquer outra parte que se tenha envolvido na elaboração deste material garantem que as informações aqui contidas sejam totalmente precisas ou completas; tampouco se responsabilizam por quaisquer erros ou omissões ou pelos resultados obtidos em consequência do uso de tais informações. É aconselhável que os leitores confirmem em outras fontes as informações aqui contidas. Sugere-se, por exemplo, que verifiquem a bula de cada medicamento que pretendam administrar, a fim de certificar-se de que as informações contidas nesta publicação são precisas e de que não houve mudanças na dose recomendada ou nas contraindicações. Esta recomendação é especialmente importante no caso de medicamentos novos ou pouco utilizados. Alguns dos nomes de produtos, patentes e design a que nos referimos neste livro são, na verdade, marcas registradas ou nomes protegidos pela legislação referente à propriedade intelectual, ainda que nem sempre o texto faça menção específica a esse fato. Portanto, a ocorrência de um nome sem a designação de sua propriedade não deve ser interpretada como uma indicação, por parte da editora, de que ele se encontra em domínio público.

Minha esposa, Dra. Amrita, meu pilar de força e minha melhor amiga
Meus filhos Ahana e Abhirup, meu pacote de alegria
Meus pais, minha fonte de inspiração

Anirban Ghosh

Sumário

Prólogo

É com grande prazer que escrevo este prólogo para o *Atlas Colorido de Otologia: Diagnóstico e Tratamento* pelo Dr. Anirban Ghosh.

Este atlas é um compêndio de fotografias clínicas das várias doenças otológicas, arduamente e meticulosamente, coletadas ao longo de muitos anos. É cientificamente preciso e exaustivo. Cada fotografia é também acompanhada por uma legenda clara com explicações detalhadas sobre a condição e notas sobre manejos clínicos relevantes.

Procedimentos cirúrgicos comuns na prática otológica também são descritos no livro com excelentes fotografias para ilustrar cada etapa cirúrgica. Este atlas é um trabalho de amor e isso se reflete em cada capítulo.

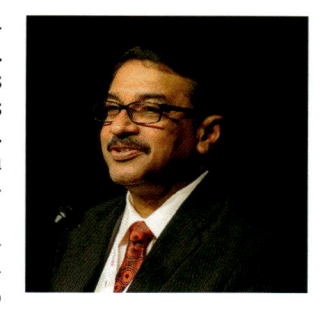

Não tenho dúvidas de que este livro beneficiará imensamente tanto estudantes de graduação quanto estudantes de pós-graduação em otorrinolaringologia, assim como otorrinolaringologistas e clínicos gerais.

Parabenizo o autor por este trabalho de excelência. Tenho certeza de que este atlas encontrará um lugar em cada biblioteca médica.

Não hesito em elogiar este livro nos mais altos termos.

Mohan Kameswaran, MBBS, DLO, MS, FRCS, FICS, DSc
Diretor
Madras ENT Research Foundation
Padmashri awardee
Chennai, Tamil Nadu, India

Prólogo

É um grande prazer para mim escrever este prólogo para o Dr. Anirban Gosh. A aprendizagem é um processo contínuo e o Dr. Anirban é um forte adepto desta afirmação. O seu desejo de buscar conhecimento na área da otologia é insaciável e, sim, é assim que eu o conheço! Ele me visitou mais de oito vezes para o *workshop Temporal Bone*, fazendo-me refletir sobre seu constante amor pelo aprendizado.

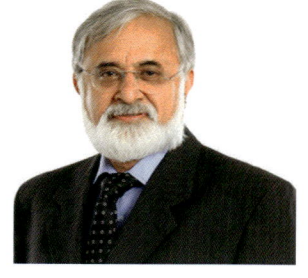

Eu aprecio seus esforços sinceros na realização deste trabalho louvável de escrever a monografia. Este livro é conciso, mas abrangente em suas ilustrações para os estagiários e colegas, no diagnóstico de doenças otológicas comuns e raras. O advento do otoendoscópio é um adjuvante à abordagem convencional das doenças otológicas. Eu devo parabenizar o Dr. Anirban por essas imagens de alta qualidade que são autoexplicativas e precisas, além de auxiliar no melhor entendimento.

A segunda parte do livro descreve os procedimentos cirúrgicos otológicos comuns de uma maneira muito sistemática, destacando as principais dicas e truques. Além disso, sua explicação sobre o assunto em linguagem simples facilita a compreensão dos conceitos, fatos e procedimentos. A estrutura atraente e a apresentação organizada ajudam ainda mais na fácil leitura.

Embora a otologia apresente um grande avanço no país nas últimas décadas, estou certo de que esta monografia auxilia no seu desenvolvimento em nível internacional. Vale a pena ler o capítulo sobre análise de imagens e tratamento de complicações pós-operatórias para que os estagiários iniciantes, jovens colegas e cirurgiões seniores estejam cientes do manejo clínico em situações desafiadoras.

Desejo ao Dr. Anirban Ghosh toda sorte para seus futuros empreendimentos.

Dr. K. P. Morwani, MBBS, MS
Head, Department of ENT
Fortis Hiranandani Hospital
Mumbai, Maharashtra, India

Prefácio

Doenças otológicas são muito comuns em todas as partes do mundo, particularmente na Índia. Os pacientes manifestam otalgia, secreção, perda auditiva, vertigem e vários outros sintomas. O diagnóstico de diferentes doenças otológicas depende principalmente do exame físico da membrana timpânica. Infelizmente, o meato acústico externo estreito impede a visualização adequada da membrana timpânica dificultando ainda mais o diagnóstico. O advento do endoscópio revolucionou o campo da otorrinolaringologia. Com melhor iluminação e ampliação, cada canto e extremidade da orelha podem ser bem visualizados.

Este livro foi escrito de maneira que os profissionais de saúde sejam beneficiados da representação ilustrada tanto da anatomia normal da orelha quanto de suas diferentes patologias. Foi incluído um capítulo sobre cirurgias otológicas para residentes e consultores, onde as ilustrações detalhadas passo a passo de diferentes procedimentos cirúrgicos foram dadas junto com uma discussão sobre cada detalhe minucioso que permitirá aos cirurgiões usá-las como um roteiro cirúrgico para procedimentos operatórios de rotina. O capítulo sobre otite média crônica com colesteatoma exige uma menção especial. A tomografia computadorizada de alta resolução (HRCT) do osso temporal melhorou nossa compreensão desta patologia da doença. A HRCT é muito informativa nos casos de otite média crônica complicada (tipo escamoso). Meu colega Dr. Aniket Mondal escreveu um capítulo muito informativo sobre este tópico e espero que isso dê aos leitores uma nova visão sobre a patologia da doença. Há um capítulo sobre resultados pós-operatórios de diferentes cirurgias otológicas. É preciso auditar seus desfechos cirúrgicos e documentá-los para melhorar os resultados cirúrgicos. Este capítulo irá esclarecer a todos os otologistas sobre complicações pós-operatórias e seu manejo.

Espero que este livro seja um bom companheiro para todos os consultores e estudantes de pós-graduação dedicados a melhorar a audição de seus pacientes.

Anirban Ghosh, MS-ENT

Agradecimentos

Expresso meus sinceros agradecimentos à Dra. Aniket Mondal, MD, DNB, PDCC, Radiologista Consultora, Health World Hospital, Durgapur, Bengala Ocidental, Índia, por contribuir com uma seção sobre Radiologia Otológica para o livro.

Agradeço ao meu mestre Professor (Dr.) S. P. Bera por absorver a essência da otologia em minha mente.

Agradeço também ao meu mestre, amigo, filósofo e orientador Professor (Dr.) Somnath Saha por constantemente me incentivar.

Dr. K. P. Morwani, sou eternamente grato a você por gravar os aspectos mais sutis da otologia em minha mente. Eu era um observador silencioso da cirurgia do Dr. K. T. Patil e aprendi muito com suas demonstrações cirúrgicas.

Passei algumas semanas com o Professor (Dr.) Mohan Kameswaran no MERF, Chennai. Eu era encantado com sua dedicação, conhecimento e humildade.

Sou grato aos meus colegas Dr. Sudipta Pal, Dr. Abhishek Srivastava e Dr. Kanishka Chowdhury por me encorajarem constantemente.

Agradeço aos meus amigos Dr. Archana Singh e Dr. Mithun Choudhury por sempre estarem ao meu lado nos momentos mais difíceis.

Agradeço ao Sr. Sandip Ruidas, ao Sr. Bholanath Mukherjee e ao Sr. Niranjan Gope por me ajudarem com a documentação e a roteirização.

Reconheço a contribuição da equipe do centro cirúrgico da Hope Nursing Home, Sra. Sikha, Jyotsna, Piyali e Khusboo, por me ajudarem pacientemente e documentarem as imagens.

Agradeço sinceramente à minha cara metade, Dra. Amrita, por ouvir pacientemente todo o manuscrito e fornecer contribuições e correções sempre que necessário.

Por fim, agradeço a todos os meus pacientes pela confiança depositada em mim e por me darem a oportunidade de atendê-los.

Anirban Ghosh, MS-ENT

Atlas Colorido de Otologia

Diagnóstico e Tratamento

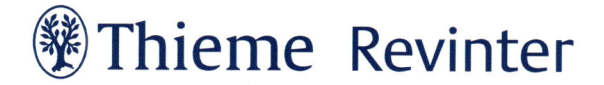

Seção A

Doenças Otológicas

1. Orelha Normal (Orelha Externa)
2. Doenças Auriculares
3. Doenças do Meato Acústico Externo
4. Membrana Timpânica Normal
5. Inflamação Aguda da Membrana Timpânica (Otite Média Aguda)
6. Otite Média com Efusão
7. Retração da Membrana Timpânica
8. Otite Média Crônica
9. Timpanosclerose
10. Trauma da Membrana Timpânica

1 Orelha Normal (Orelha Externa)

A orelha é tradicionalmente dividida em orelha externa, média e interna. Diferentes tipos de patologias congênitas, infecciosas, traumáticas e neoplásicas ocorrem na orelha. Esta seção consiste em imagens endoscópicas de diversas patologias juntamente com sua descrição. Os capítulos foram divididos em seções menores dependendo da patologia. Todos os capítulos apresentam imagens clínicas de boa qualidade, com uma breve discussão, que ajudarão otologistas e residentes a terem uma ideia ilustrada sobre a doença.

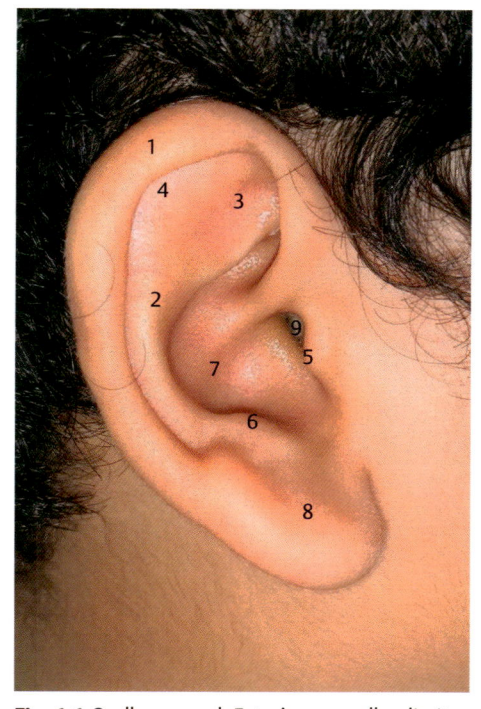

Fig. 1.1 Orelha normal. Esta é uma orelha direita de aparência normal. Os pontos de referência são (1) hélice, (2) anti-hélice, (3) fossa triangular, (4) fossa escafóidea, (5) trágus, (6) antitrágus, (7) concha da orelha, (8) lóbulo e (9) meato acústico externo.

2 Doenças Auriculares

2.1 Deformidade Congênita

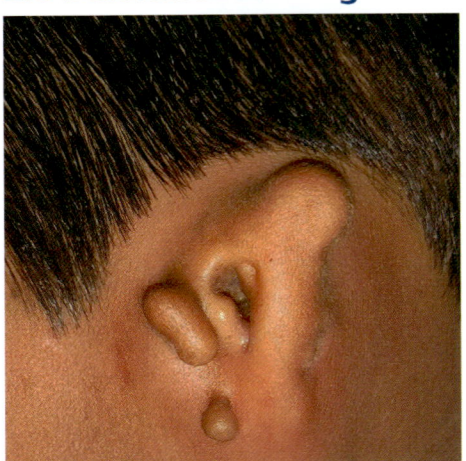

Fig. 2.1.1 Microtia. Anomalia congênita da orelha externa devido à anormalidade de desenvolvimento de saliências auriculares ou tubérculos de His. Este é o Grau 3.

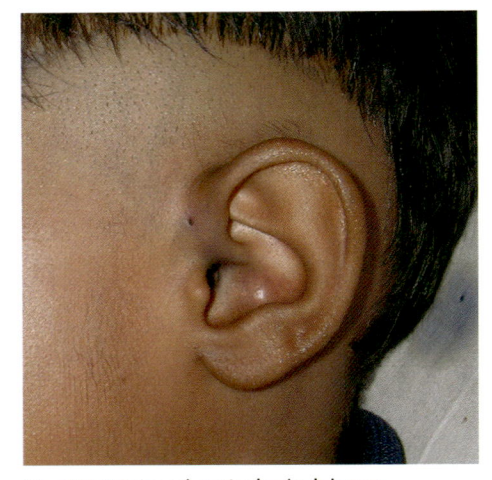

Fig. 2.1.2 Seio pré-auricular (coloboma auricular). Um defeito comum de nascimento. A depressão revestida por pele ou o buraco na frente da orelha pode ser unilateral ou bilateral. Inchaço e dor com sensibilidade ocorrem quando está infectado. Antibióticos e analgésicos são administrados para o tratamento da fase aguda. A excisão cirúrgica meticulosa após 4-6 semanas de tratamento médico é a base terapêutica. A excisão cirúrgica minuciosa é o tratamento de escolha. Aqui, está na frente da orelha esquerda.

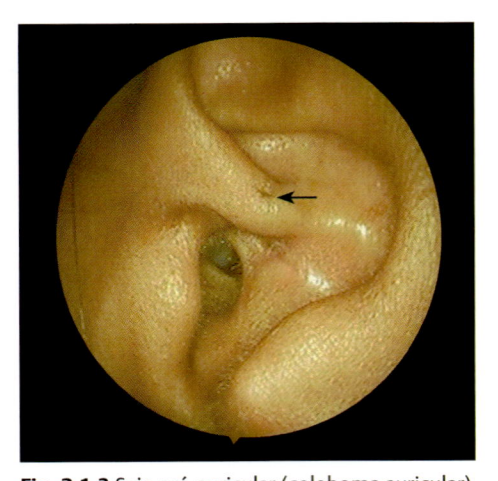

Fig. 2.1.3 Seio pré-auricular (coloboma auricular) em sítio incomum (orelha esquerda).

2.2 Doenças Inflamatórias e Tumores Auriculares

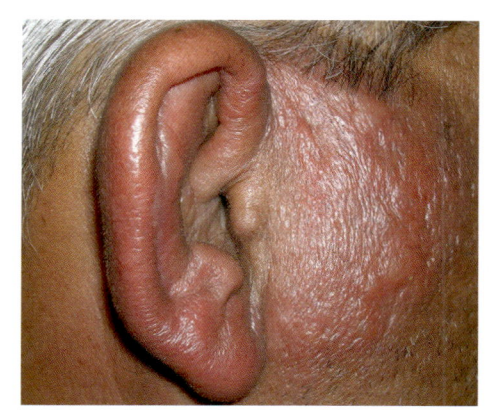

Fig. 2.2.1 Pericondrite da orelha direita. Eritema, edema da hélice da orelha, principalmente devido a trauma e infecção. Deve ser tratada com antibióticos.

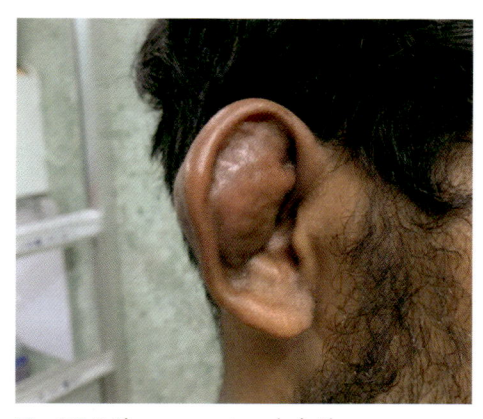

Fig. 2.2.2 Abscesso pericondral. Abscesso pericondral enorme do lado direito em decorrência de trauma.

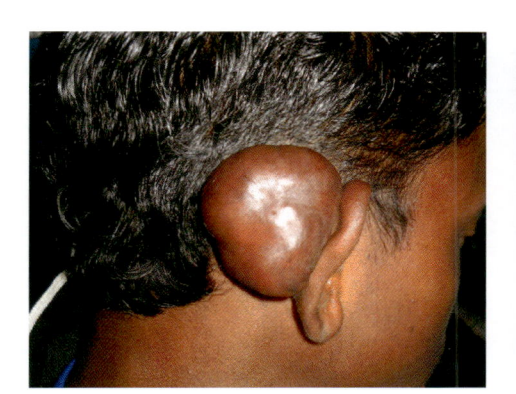

Fig. 2.2.3 Queloide gigante na orelha direita ocasionado principalmente por trauma da cartilagem. É tratado com excisão e injeção intralesional de esteroides para reduzir a chance de recidiva.

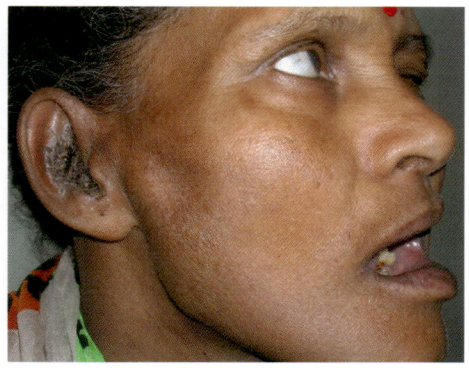

Fig. 2.2.4 Herpes-zóster na orelha externa direita. Bolhas herpéticas observadas na orelha direita com paralisia facial ipsilateral. É denominada síndrome de Ramsay-Hunt e o tratamento é realizado com antivirais, esteroides; o prognóstico de melhora da função do nervo facial é de 50 a 60%.

3 Doenças do Meato Acústico Externo

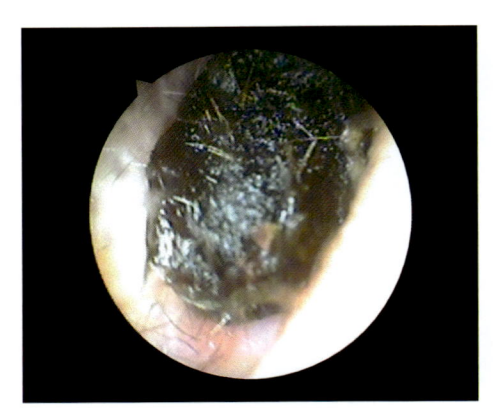

Fig. 3.1 Cerume. É produzido pela secreção de glândulas ceruminosas e sebáceas, juntamente com detritos escamosos. Normalmente, observamos o cerume do tipo seco ou úmido. Em ambos os casos, o tratamento é a remoção que pode ser realizada após a aplicação de medicamento ceruminolítico.

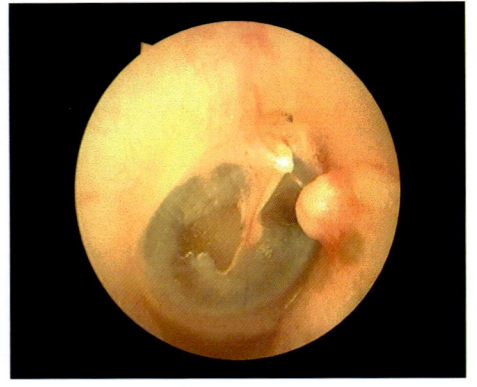

Fig. 3.2 Exostose. É o crescimento excessivo solitário na porção óssea do meato acústico externo. Aqui, está situada na parede anterior da orelha direita. Geralmente é assintomática, mas, quando é grande o suficiente para bloquear o conduto auditivo externo, torna-se necessária a remoção cirúrgica.

3.1 Corpos Estranhos

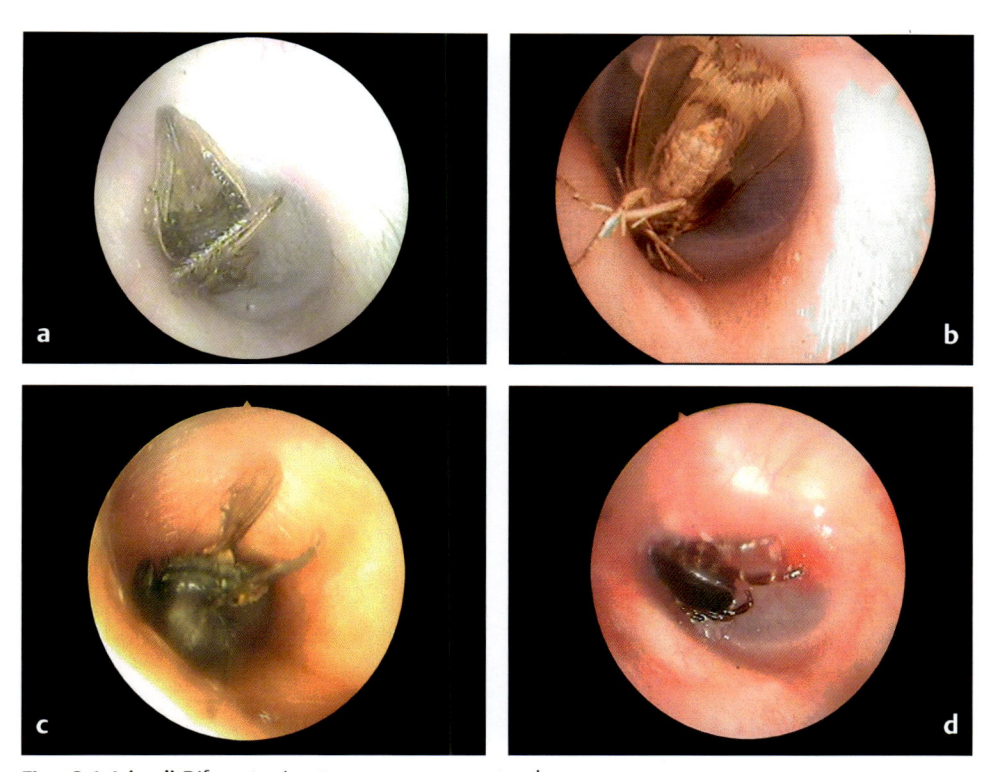

Figs. 3.1.1 (a–d) Diferentes insetos como corpos estranhos.

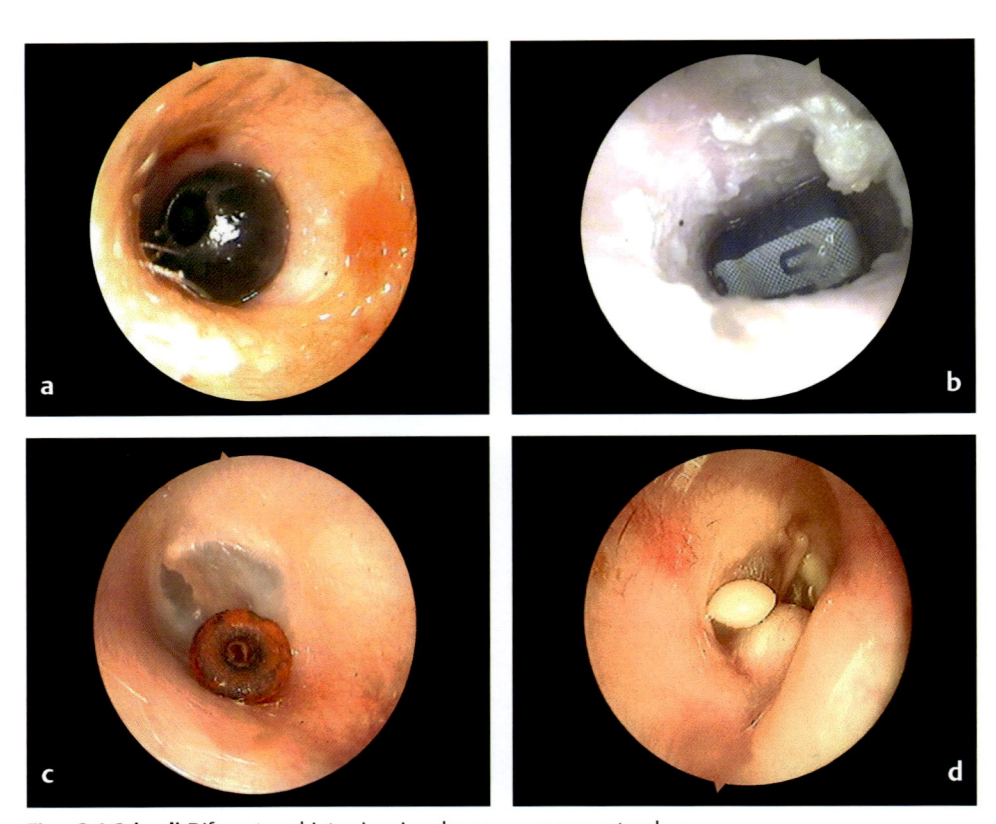

Figs. 3.1.2 (a–d) Diferentes objetos inanimados como corpos estranhos.

3.2 Otomicose

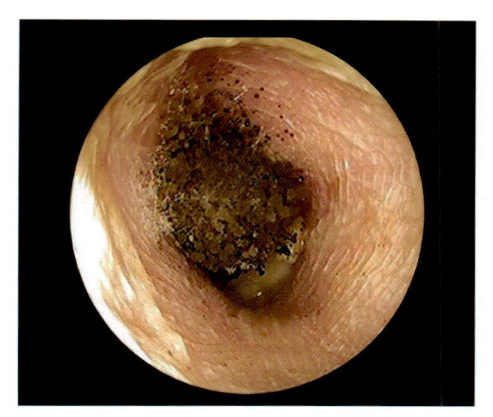 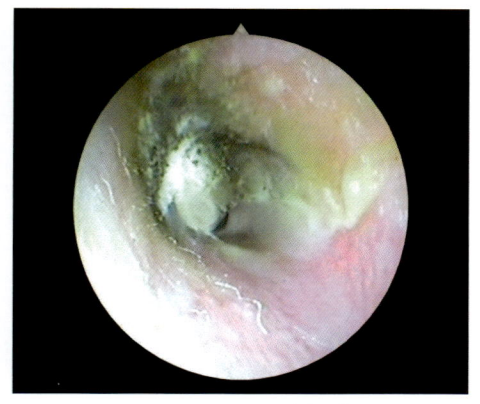

Fig. 3.2.1 A infecção micótica superficial do meato acústico externo apresentou secreção, inflamação, dor e prurido. *Aspergillus niger* aparece como crescimento filamentoso com cabeça conidial negra.

Fig. 3.2.2 Otomicose por *Candida albicans* observada como depósitos brancos, caseosos e cremosos. A otomicose é tratada com antifúngico tópico seguido de sua remoção.

3.3 Outras Doenças Inflamatórias do Meato Acústico Externo

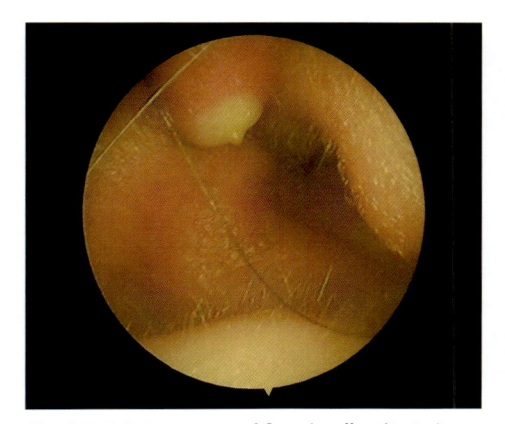 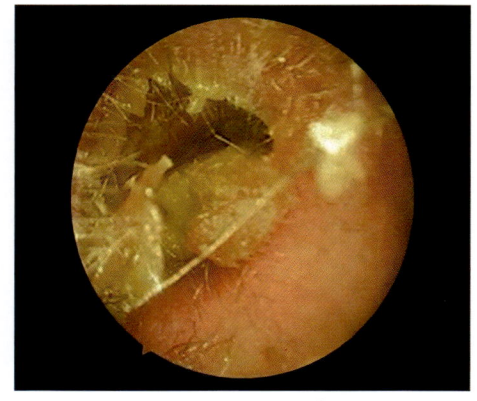

Fig. 3.3.1 Otite externa difusa (orelha direita). Otite externa difusa com furunculose do meato acústico externo direito. É devida à infecção pelo *Staphilococcus aureus* do folículo piloso do meato acústico externo (EAC).

Fig. 3.3.2 Dermatite seborreica. É um distúrbio cutâneo do folículo piloso na região do meato acústico externo (EAC). Geralmente está associada à dermatite seborreica da pele de outras áreas.

4 Membrana Timpânica Normal

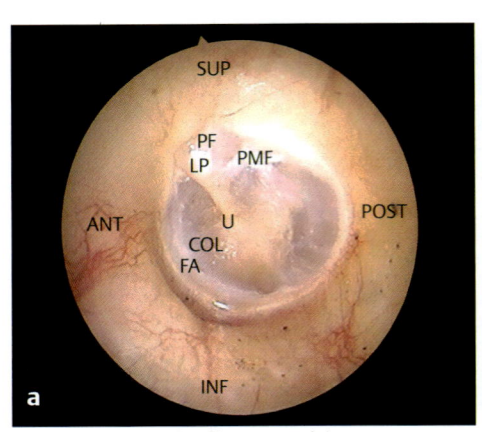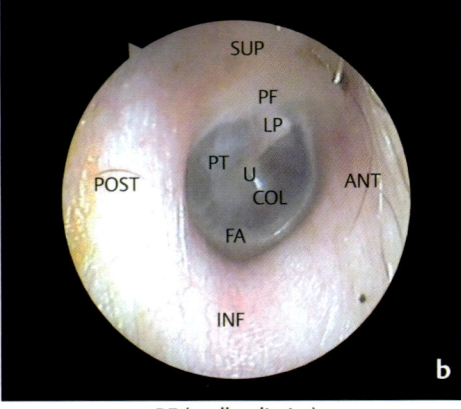

LE (orelha esquerda)   RE (orelha direita)

Fig. 4.1 (a, b) Membrana timpânica normal. ANT, anterior; COL, cone de luz; FA, anel fibroso; INF, inferior; LP, processo lateral; PF, *pars flaccida*; PMF, prega maleolar posterior; POST, posterior; PT, *pars tensa*; SUP, superior; U, umbigo da membrana timpânica.

5 Inflamação Aguda da Membrana Timpânica (Otite Média Aguda)

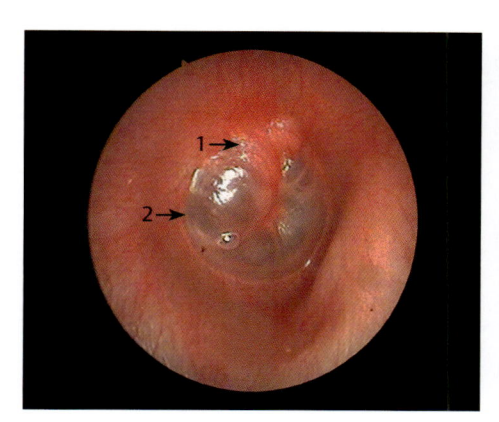

Fig. 5.1 Otite média aguda (AOM) da orelha direita: (1) mostrando a congestão do cabo do martelo; (2) supuração com pus empurrando a *pars tensa* lateralmente.

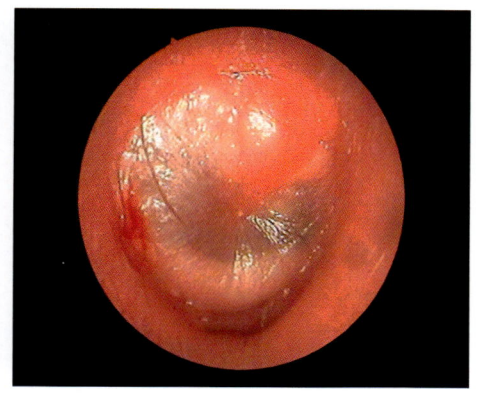

Fig. 5.2 Otite média aguda com vasos congestionados correndo em direção ao umbigo da membrana timpânica, dando a aparência de uma roda com pus na orelha média.

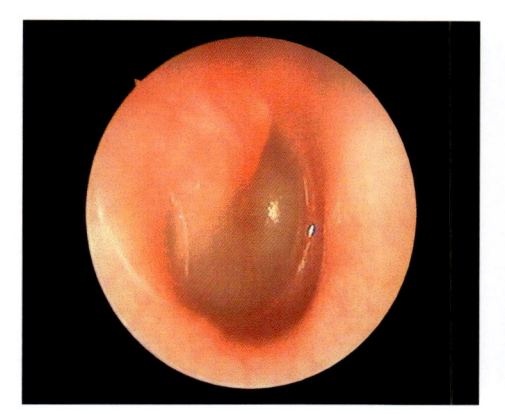

Fig. 5.3 Otite média aguda com aparência de roda e orelha média cheia de pus.

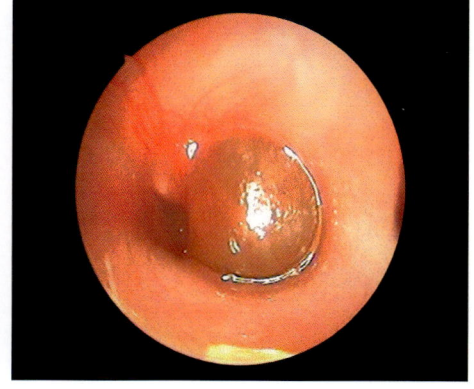

Fig. 5.4 Otite média aguda com protuberância da membrana timpânica no quadrante posterossuperior.

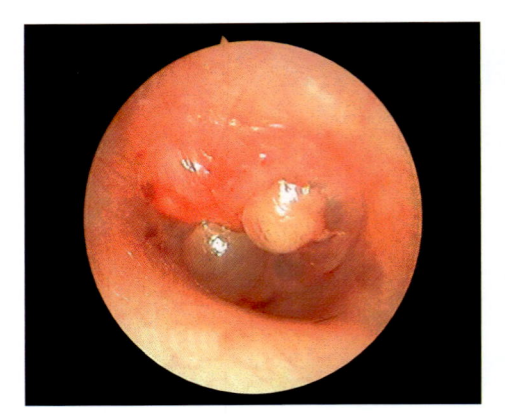

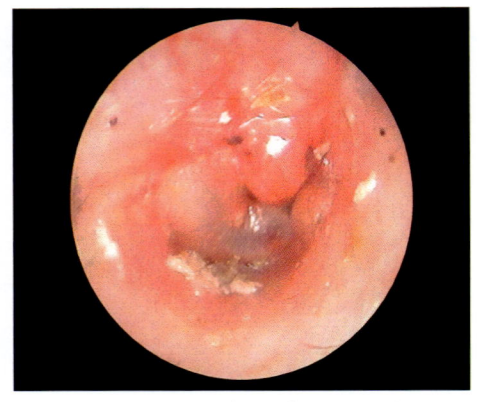

Fig. 5.5 Miringite bolhosa: formação de múltiplas bolhas.

Fig. 5.6 Miringite granular: inflamação crônica localizada da superfície externa da membrana timpânica com formação de tecido de granulação, que pode levar à estenose do meato acústico externo.

6 Otite Média com Efusão

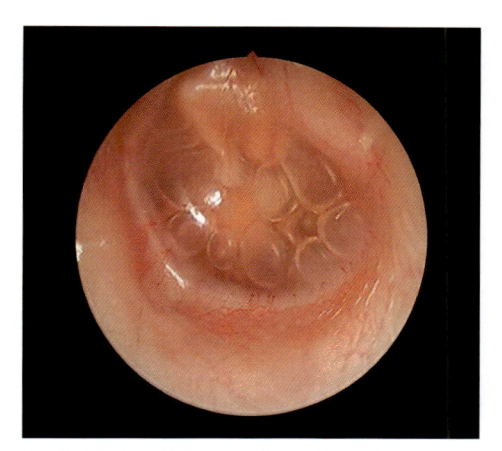

Fig. 6.1 Otite média com efusão da orelha esquerda. Existem várias bolhas de ar dentro da orelha média.

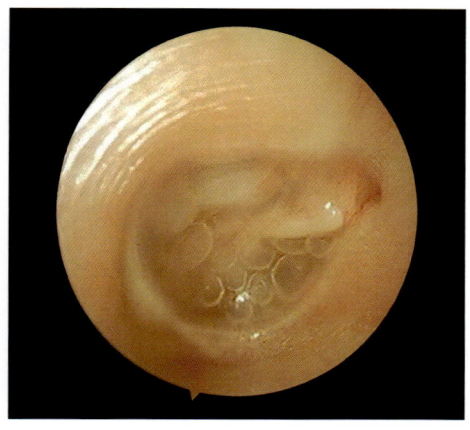

Fig. 6.2 Otite média com efusão da orelha direita com bolhas de ar.

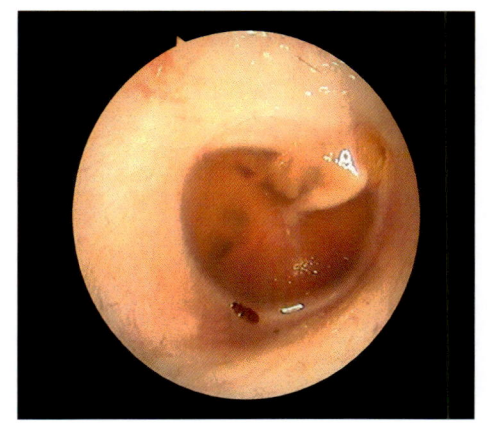

Fig. 6.3 Otite média com efusão da orelha direita com cone de luz ausente e presença de líquido na orelha média.

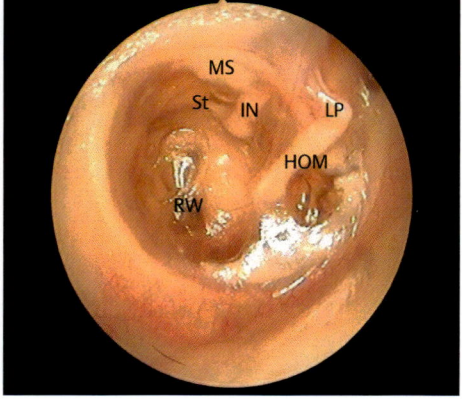

Fig. 6.4 Otite média com efusão (OME) com retração da orelha direita. Após a OME, o ar da orelha média é sugado, o que leva à retração do quadrante posterossuperior. A *pars tensa* toca a bigorna, a articulação incudoestapediana, o estapédio e a janela redonda. A miringoesclerose é observada no quadrante posterossuperior. HOM, cabo do martelo; IN, bigorna; LP, processo lateral; MS, miringoesclerose; RW, janela redonda; St, estapédio.

7   Retração da Membrana Timpânica

7.1 Retração da *Pars Tensa*

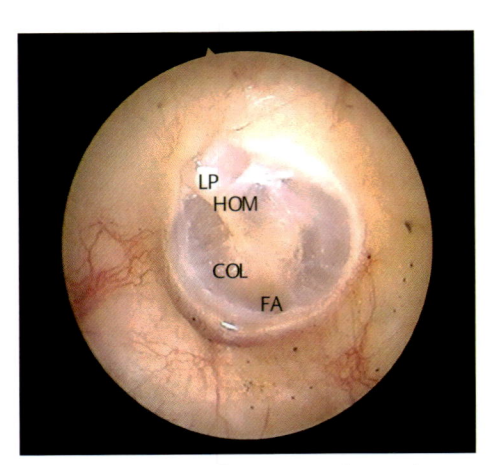

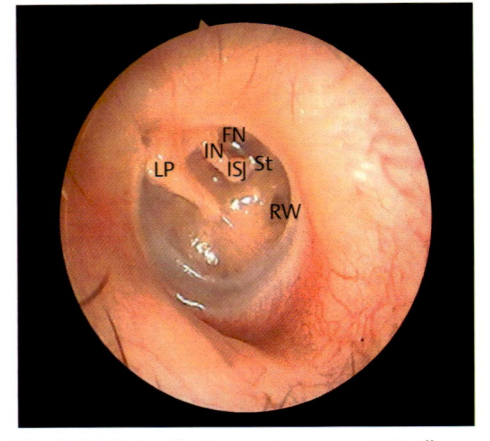

Fig. 7.1.1 A retração da *pars tensa* da membrana timpânica é classificada por Sade. Retração da parte tensa grau I. Com a ligeira retração da *pars tensa*, o anel fibroso (FA) torna-se mais proeminente e o cone de luz (COL, do inglês *cone of light*) está ausente, o processo lateral (LP) do martelo é evidente devido à tração medial sem oposição do músculo tensor do tímpano, levando à posição medial do cabo do martelo (HOM).

Fig. 7.1.2 Retração da *pars tensa* grau II. Orelha esquerda mostrando retração de grau II, onde a parte tensa se retrai e toca o ramo longo da bigorna (IN). Aqui, podemos observar a articulação incudoestapediana (ISJ), o tendão tensor do músculo tensor do estapédio (St), a janela redonda (RW) e porção timpânica do nervo facial (FN). O processo lateral do martelo (LP) é mais proeminente.

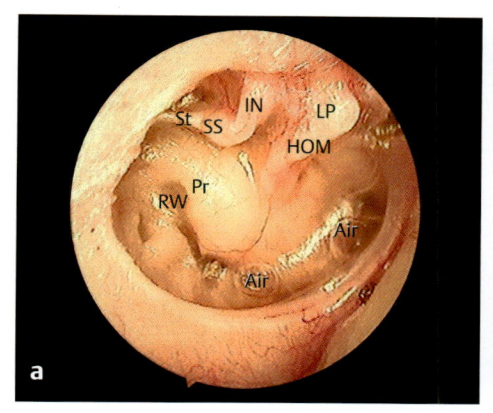 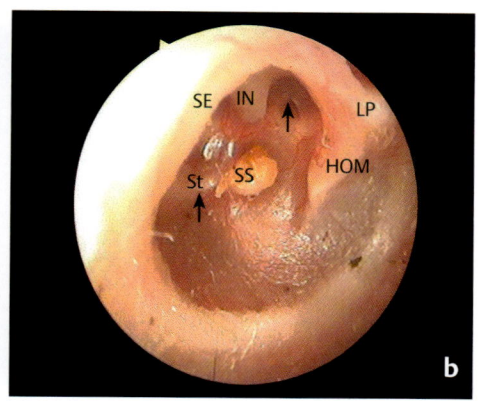

Fig. 7.1.3 (a) Retração da *pars tensa* grau III. Na orelha direita, observa-se a retração de grau III da *pars tensa*, que se torna mais medial e com aderência ao promontório (Pr). É denominada atelectasia da membrana timpânica. Algumas bolhas de ar (Air) ainda estão presentes na orelha média nos quadrantes anteroinferior e inferior. **(b)** Retração da *pars tensa* grau III com necrose da bigorna e bolsa de retração acentuada (*setas*) entre o martelo e a bigorna e o mesotímpano posterior. HOM, cabo do martelo; IN, bigorna; LP, processo lateral; RW, janela redonda; SS, supraestrutura do estribo; St, tendão do músculo tensor do estapédio.

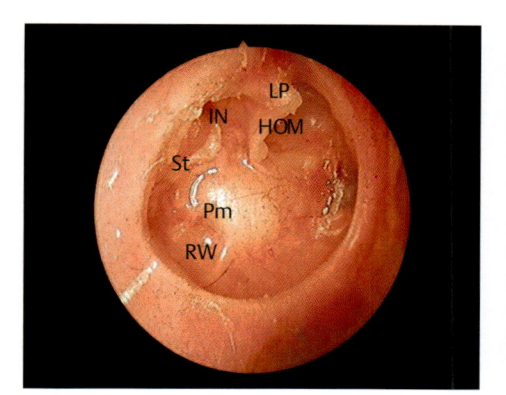 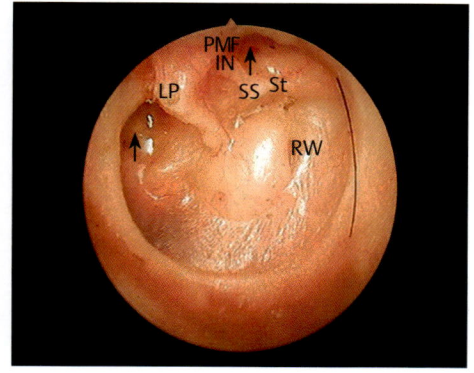

Fig. 7.1.4 Retração da *pars tensa* grau IV. A retração adicional da *pars tensa* leva à adesão completa da membrana timpânica ao promontório sem ar na orelha média. Nesta imagem, observa-se a retração de grau IV da *pars tensa* (otite média adesiva) com retração do martelo, tornando proeminente o processo lateral (LP). O processo lenticular da bigorna (IN) está necrosado. A membrana timpânica está aderida ao promontório (Pm) — sem ar na orelha média. HOM, cabo do martelo; RW, janela redonda; St, tendão do estapédio.

Fig. 7.1.5 Retração da *pars tensa* grau IV. IN, bigorna; LP, processo lateral; PMF, prega malear posterior; RW, janela redonda; SS, supraestrutura do estapédio; St, tendão do estapédio.

7.2 Retração da *Pars Flaccida*

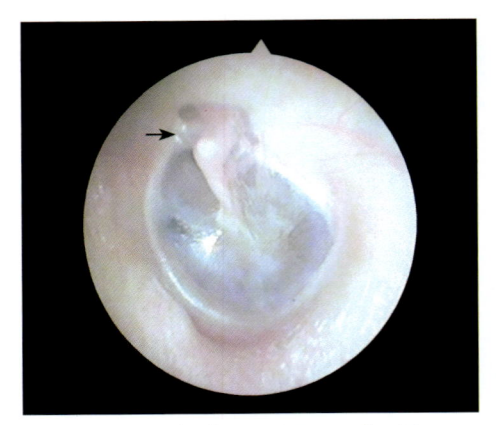

Fig. 7.2.1 Retração de grau I da *pars flaccida*, com uma pequena depressão (*seta*) disposta lateralmente em relação ao martelo, sem erosão óssea do *scutum*.

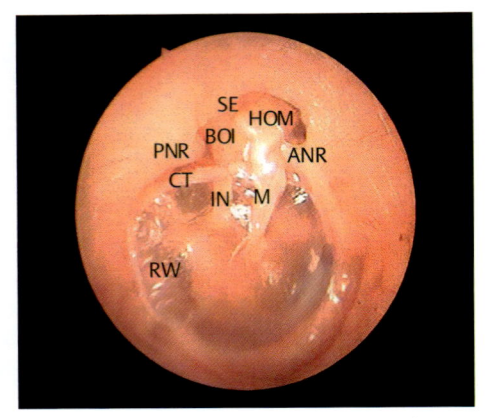

Fig. 7.2.2 Retração de grau II da *pars flaccida* da orelha direita. A *pars flaccida* tocou o martelo e a bigorna. ANR, incisura anterior de Rivinus; BOI, corpo da bigorna; CT, corda do tímpano; HOM, cabeça do martelo; IN, bigorna; M, martelo; PNR, incisura posterior de Rivinus; RW, janela redonda; SE, erosão do *scutum*.

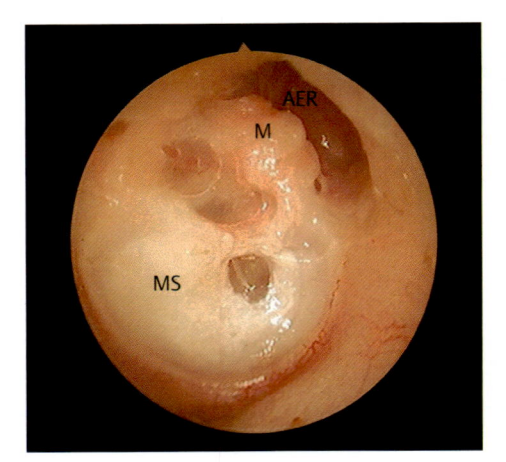

Fig. 7.2.3 Retração de grau III da *pars flaccida* da orelha direita com erosão evidente do *scutum*. O recesso epitimpânico anterior (AER) é claramente visível através da erosão do *scutum*. A cabeça do martelo é perceptível e deve-se observar a miringoesclerose (MS) na *pars tensa*. M, maléolo.

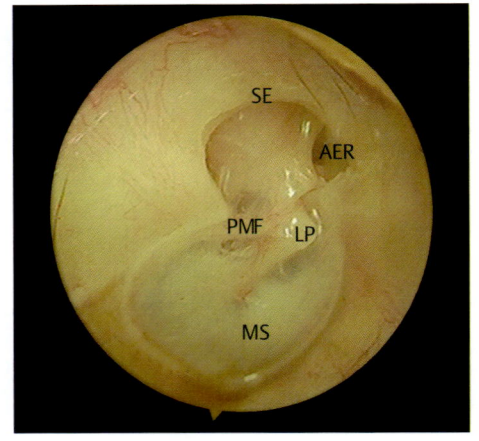

Fig. 7.2.4 Retração de grau III da *pars flaccida*. AER, recesso epitimpânico anterior; LP, processo lateral do martelo; MS, miringoesclerose; PMF, prega malear posterior; SE, erosão do *scutum*.

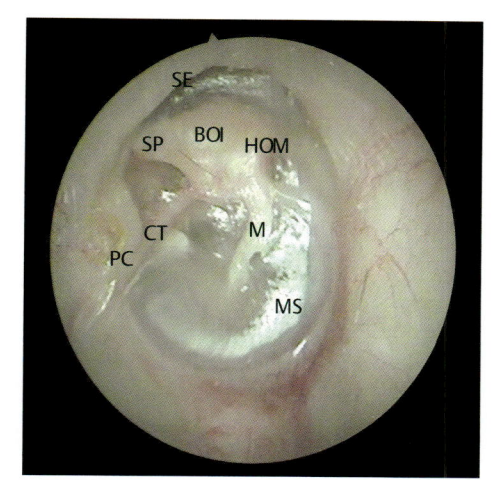

Fig. 7.2.5 Retração da *pars flaccida* grau IV com erosão do *scutum* que se estende além da visualização. A cabeça do martelo e o corpo da bigorna com seu ramo curto são visualizados através da erosão do *scutum*. O ramo longo da bigorna está necrosado, a corda do tímpano (CT) é vista emergindo do canalículo posterior (PC) e a miringoesclerose (MS) é notada na parte anteroinferior da parte tensa. BOI, corpo da bigorna; HOM, cabeça do martelo; M, martelo; SE, erosão do *scutum*; SP, ramo curto da bigorna.

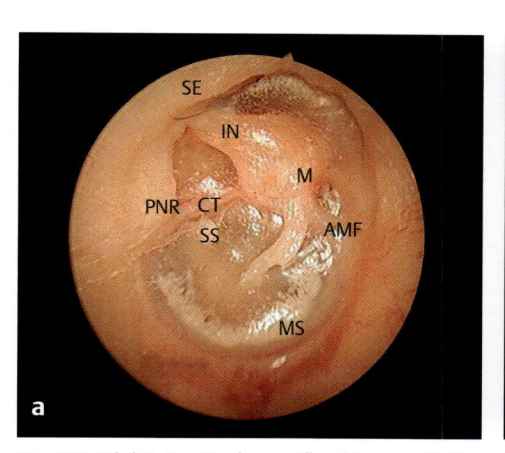
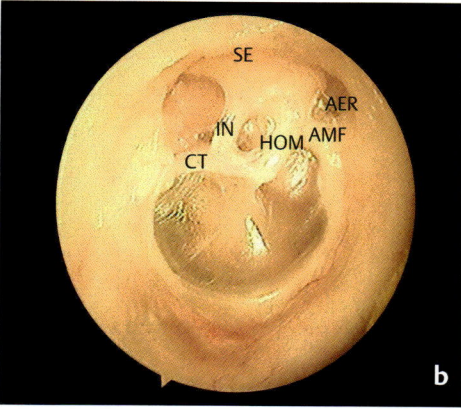

Fig. 7.2.6 (a) Retração da *pars flaccida* grau IV. Nesta imagem, o martelo completo e o corpo da bigorna são visíveis. A necrose do processo lenticular e a miringoesclerose (MS) difusa são observadas. **(b)** Retração da *pars flaccida* grau IV da orelha direita. IN, bigorna; HOM, cabeça do martelo; M, martelo; MS, miringoesclerose; AER, recesso epitimpânico anterior; AMF, prega malear anterior; CT, corda do tímpano; SE, erosão do *scutum*; SS, supraestrutura do estribo.

7.3 Bolsas de Retração Posterossuperior

Embora, teoricamente, as bolsas de retração posterossuperior (PSRP, do inglês *posterosuperior retraction pockets*) estejam situadas na retração da *pars tensa*, ou seja, na prega malear posteroinferior, é comumente acompanhada pela retração da *pars flaccida*, colesteatoma etc.

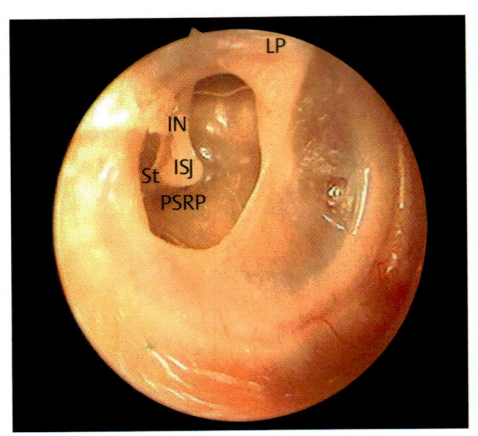

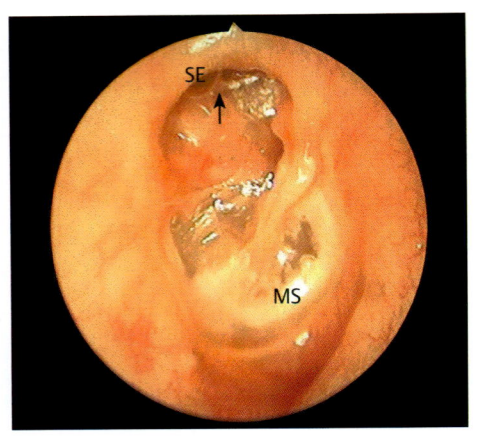

Fig. 7.3.1 Bolsa de retração posterossuperior (PSRP) da orelha direita (LP, processo lateral do martelo; IN, bigorna; ISJ, articulação incudoestapediana; St, estapédio). Pode-se notar necrose do processo lenticular da bigorna (pode ser parcial).

Fig. 7.3.2 Bolsa de retração posterossuperior (PSRP) da orelha direita com retração de grau IV da *pars flaccida*, erosão da bigorna e erosão do *scutum* (SE). Não podemos determinar a extensão da bolsa de retração. Em conjunto, há miringoesclerose (MS) difusa.

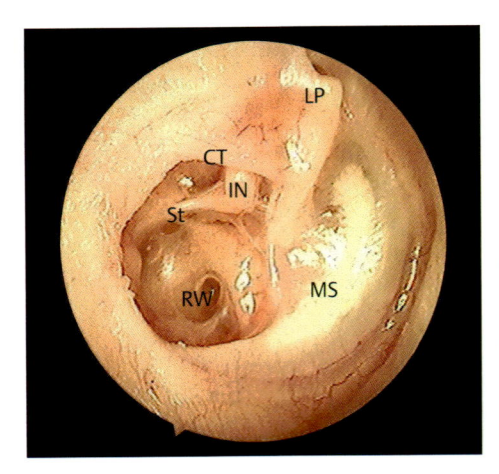

Fig. 7.3.3 Uma bolsa de retração posterossuperior típica (PSRP) da orelha direita com miringoesclerose (MS) difusa. É uma retração de grau III, onde a *pars flaccida* aderiu ao promontório e janela redonda.
CT, corda do tímpano; IN, bigorna; LP, processo lateral; MS, miringoesclerose; RW, janela redonda; St, estapédio.

8 Otite Média Crônica

8.1 Otite Média Crônica (Tipo Mucoso)

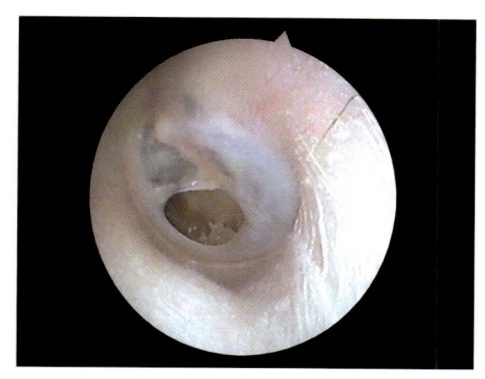

Fig. 8.1.1 Otite média crônica (tipo mucoso) com perfuração central no quadrante anteroinferior da *pars tensa* da orelha esquerda.

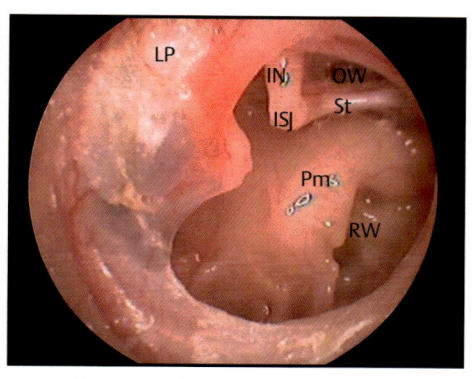

Fig. 8.1.2 Perfuração subtotal da orelha esquerda. Diferentes estruturas da orelha média podem ser bem visualizadas a partir da perfuração. Processo lateral (LP), bigorna (IN), articulação incudoestapediana (ISJ), supraestrutura do estribo com o músculo tensor do estapédio (St), janela oval (OW), nicho da janela redonda (RW), promontório (Pm) podem ser visualizados claramente. Nota-se que não há membrana timpânica residual no quadrante posterior.

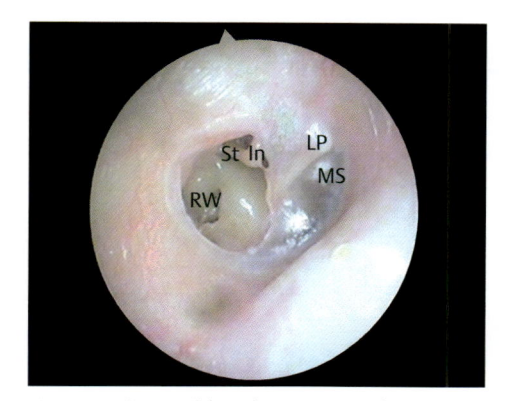

Fig. 8.1.3 Otite média crônica com perfuração marginal da orelha direita. A janela redonda (RW), a articulação incudoestapediana e o tendão tensor do estapédio (St) são visíveis através da perfuração. Uma pequena placa de miringoesclerose (MS) é observada no quadrante anterossuperior.

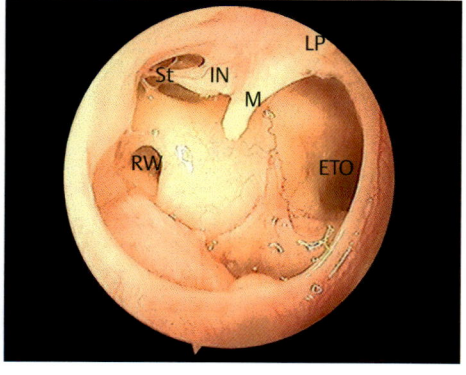

Fig. 8.1.4 Perfuração subtotal da orelha direita. O orifício da tuba auditiva (ETO), a janela redonda (RW) e o tendão tensor do estapédio (St) são bem visualizados através da perfuração. O encurtamento do martelo é visualizado aqui (M, martelo; IN, bigorna).

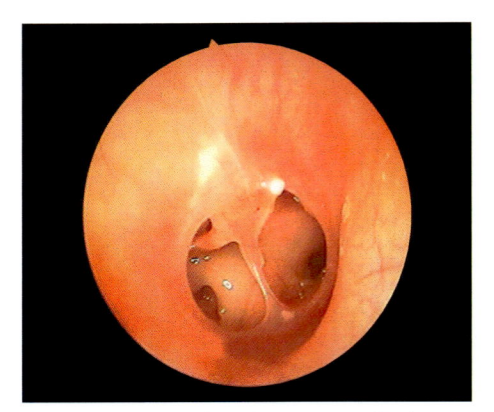

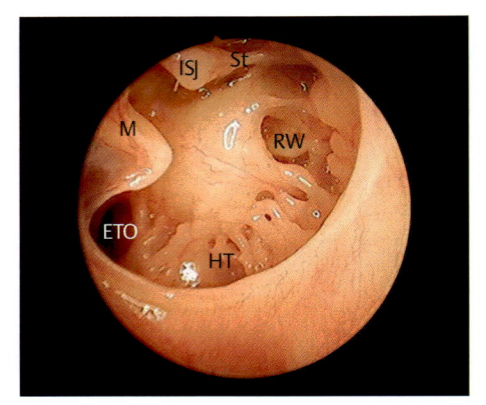

Fig. 8.1.5 Otite média crônica com múltiplas perfurações da orelha direita. Duas perfurações, anterior e posterior ao martelo são observadas.

Fig. 8.1.6 Otite média crônica com grande perfuração central (CP) da orelha esquerda, pode-se observar uma extensa perfuração em forma de rim através da qual são visualizadas diferentes estruturas da orelha média. Arranjos ósseos irregulares típicos são vistos no hipotímpano (HT). ETO, orifício da tuba auditiva; ISJ, articulação incudoestapediana; M, martelo; RW, janela redonda; St, tendão tensor do estapédio.

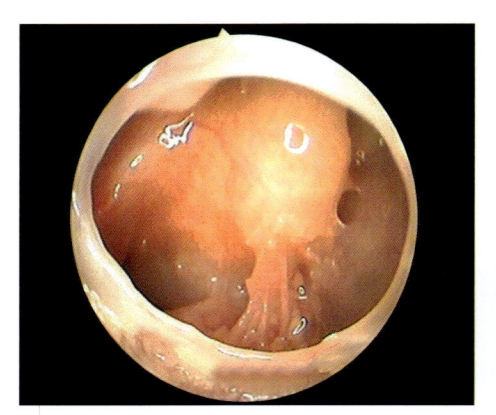

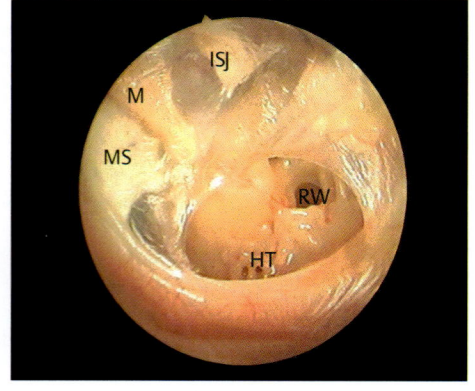

Fig. 8.1.7 Nota-se grande perfuração quase total com secreção.

Fig. 8.1.8 Otite média crônica com perfuração central (orelha esquerda). Perfuração localizada inferiormente com miringoesclerose (MS) no quadrante anterossuperior. A bigorna e a articulação incudoestapediana (ISJ) são observadas pela membrana timpânica fina remanescente, janela redonda (RW), hipotímpano (HT).

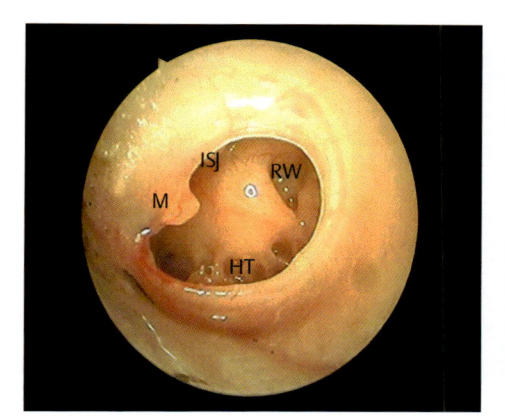

Fig. 8.1.9 Otite média crônica (tipo mucoso) com grande perfuração central. O martelo é visto medializado. HT, hipotímpano; ISJ, articulação incudoestapediana; M, martelo; RW, janela redonda.

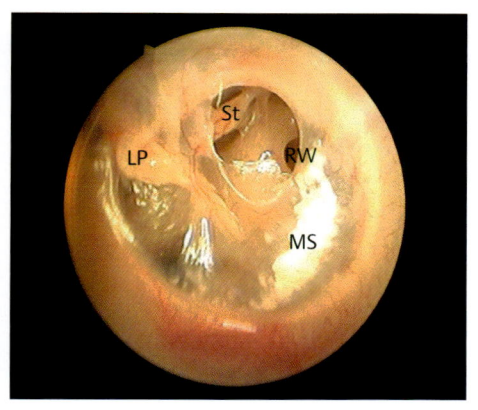

Fig. 8.1.10 Nota-se perfuração posterossuperior, articulação incudoestapediana, estapédio e parte da janela redonda. A miringoesclerose difusa no quadrante posteroinferior é visualizada. LP, processo lateral; MS, miringoesclerose; RW, janela redonda; St, tendão tensor do estapédio.

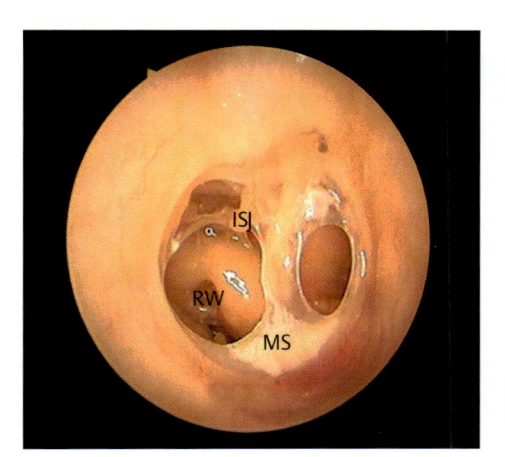

Fig. 8.1.11 Otite média crônica da orelha direita (tipo mucoso) com múltiplas perfurações. A placa de miringoesclerose está localizada (MS) entre as duas perfurações. A articulação incudoestapediana (ISJ) e a janela redonda (RW) são observadas através da perfuração posterior.

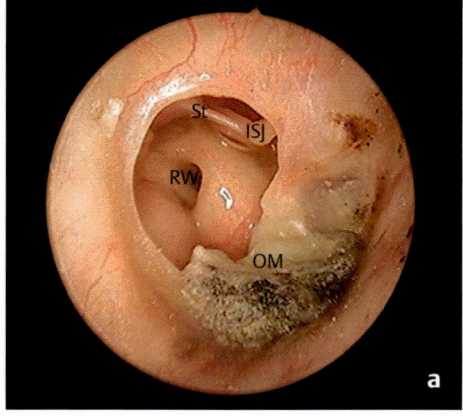

Fig. 8.1.12 (a) Otite média crônica da orelha direita (tipo mucoso) com perfuração posterior e otomicose (OM) no meato acústico externo profundo. Pode-se notar a articulação incudoestapediana (ISJ), a janela redonda (RW) e o tendão tensor do estapédio (St) através da perfuração.

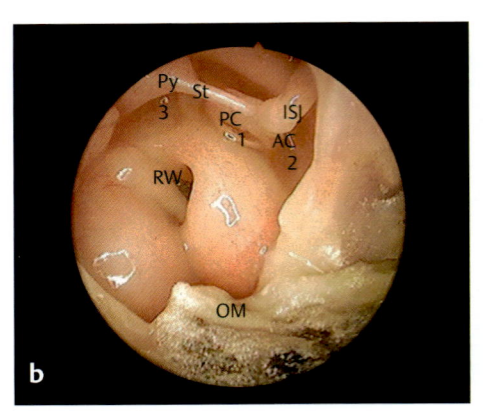

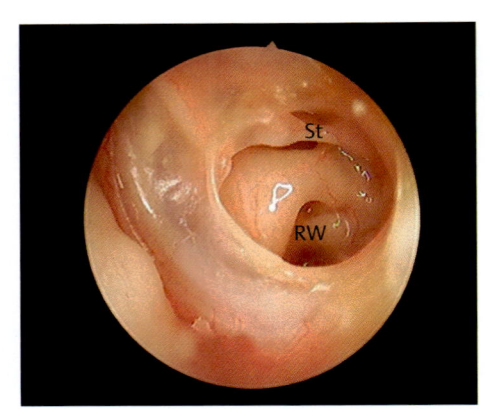

Fig. 8.1.12 (b) Visualização mais atenta da orelha média através da perfuração. Pode-se ver claramente o tendão tensor do estapédio (St) originando-se da eminência piramidal (Py) e inserido no colo do estribo. *Crura* anteriores (AC), *crura* posteriores (PC) e platina (1) podem ser vistos. Parte do nicho da janela oval anterior a *crura* anteriores (AC) é conhecida como *fissula ante fenestram* (2). Nota-se também o seio timpânico profundo (3), que se estende além da eminência piramidal (seio do tímpano, grau tipo II).

Fig. 8.1.13 Otite média crônica da orelha esquerda com perfuração posterior. O tendão tensor do estapédio (St) e a janela redonda (RW) são observados através da perfuração.

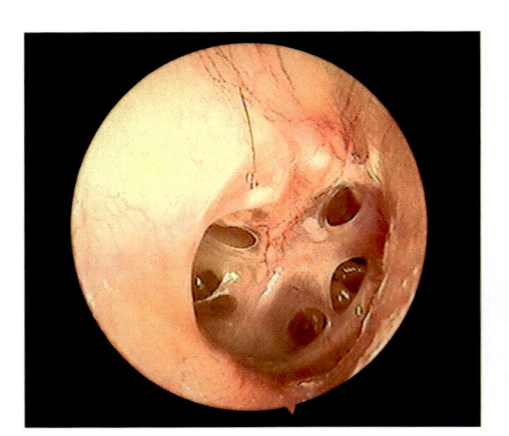

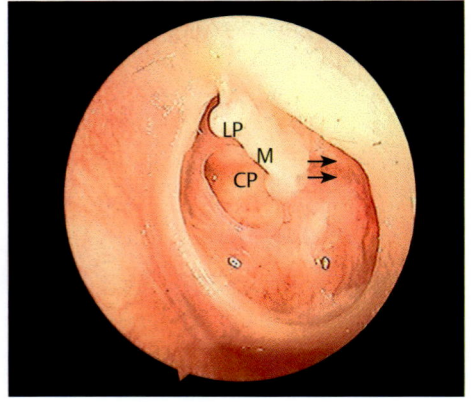

Fig. 8.1.14 Otite média crônica da orelha direita com múltiplas perfurações. Este paciente realizou RT-PCR do líquido obtido da orelha média, que foi positivo para tuberculose. Portanto, foi um caso de otite média tuberculosa.

Fig. 8.1.15 Otite média crônica (tipo mucoso) da orelha esquerda com retração de grau III da parte tensa (*setas*) e perfuração no quadrante anterossuperior. CP, perfuração central; LP, processo lateral; M, martelo.

8.2 Otite Média Crônica (Tipo Escamoso)

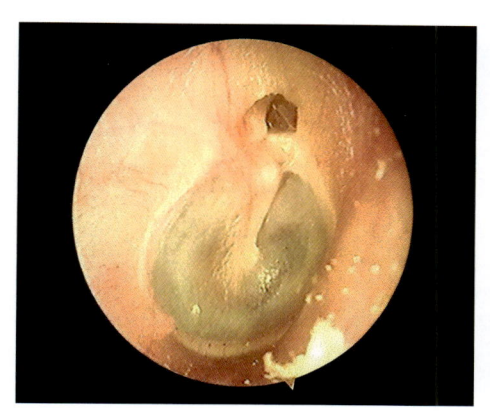

Fig. 8.2.1 Perfuração atical na orelha direita. Nenhum colesteatoma evidente é visualizado.

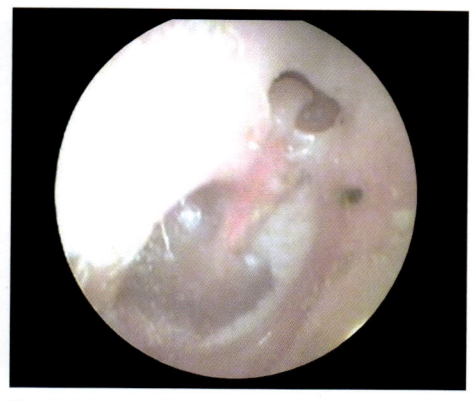

Fig. 8.2.2 Retração atical com perfuração da orelha direita. A cabeça do martelo é vista através dela. Nota-se uma placa de miringoesclerose (MS) no quadrante anterossuperior da *pars tensa*. A erosão da parede lateral do ático é observada.

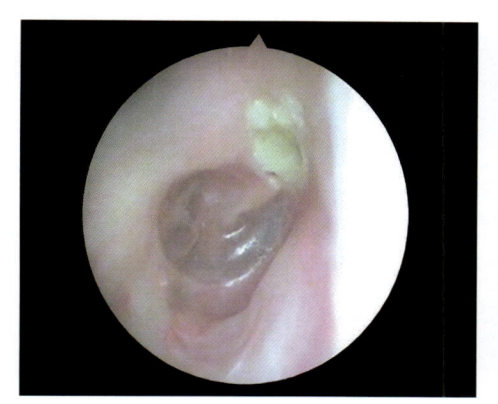

Fig. 8.2.3 Colesteatoma atical anterior na orelha direita. Nota-se o colesteatoma branco amarelado através da perfuração do ático.

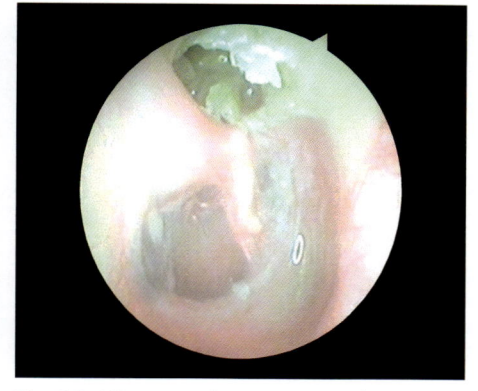

Fig. 8.2.4 Extenso colesteatoma atical anterior da orelha direita com erosão definida do *scutum*. Nota-se o colesteatoma amarelado no ático.

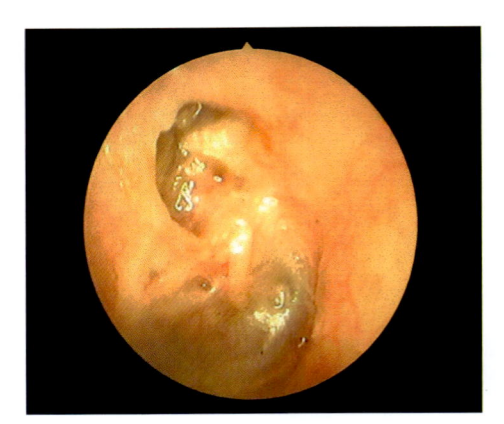

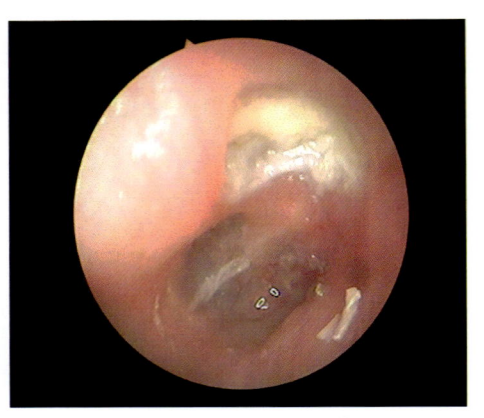

Fig. 8.2.5 Colesteatoma atical na orelha direita com erosão de sua parede lateral. A presença de escamas no colesteatoma é observada na região de erosão do *scutum*.

Fig. 8.2.6 Colesteatoma branco perolado na região do ático com erosão completa da parede lateral.

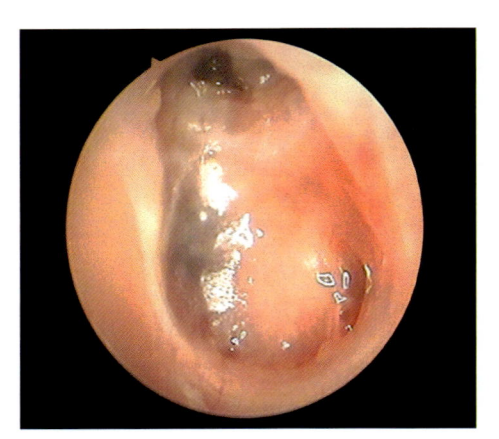

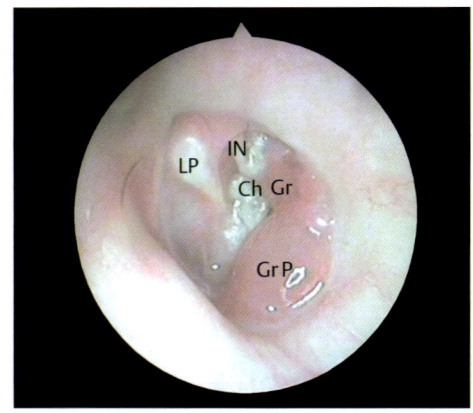

Fig. 8.2.7 Atelectasia da *pars tensa* com retração de grau IV da *pars flaccida* e colesteatoma da orelha direita. A bigorna não é visível.

Fig. 8.2.8 Otite média crônica (tipo escamoso) da orelha esquerda. Nota-se o pólipo de granulação (GP) saindo da região do seio do tímpano. O colesteatoma mesotimpânico (Ch) também é visualizado. Gr, granulação; Gr P, pólipo de granulação; IN, bigorna; LP, processo lateral.

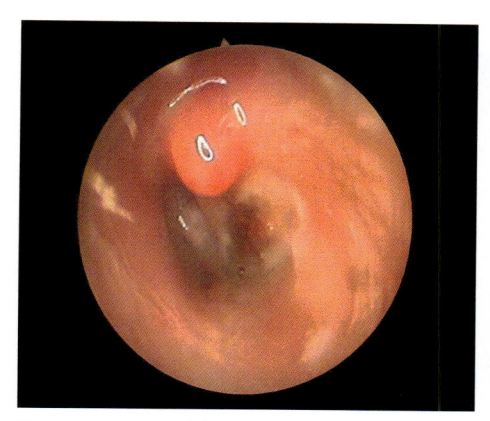

Fig. 8.2.9 Otite média crônica (tipo escamoso) com pólipo de granulação observado na região do ático com escamas de colesteatoma posteriormente.

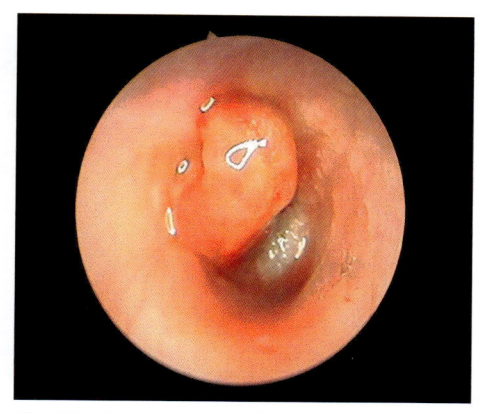

Fig. 8.2.10 Um enorme pólipo de granulação do ático, com a região posterossuperior ocupando toda a membrana timpânica.

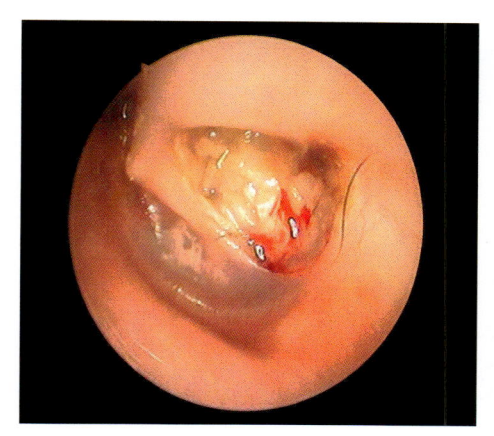

Fig. 8.2.11 Colesteatoma mesotimpânico da orelha esquerda. Retração posterossuperior com colesteatoma juntamente com a perfuração anterior do ático (AP) com colesteatoma.

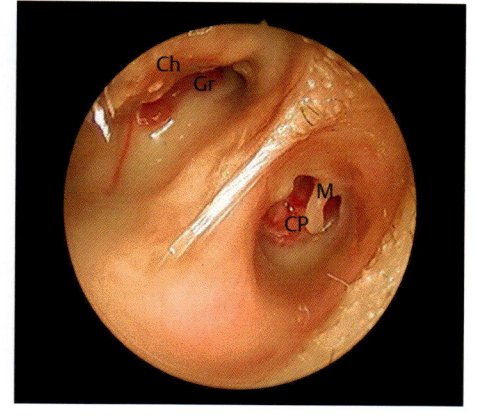

Fig. 8.2.12 Otite média crônica (tipo escamoso) da orelha direita com perfuração central e automastoidectomia. Nota-se a presença de granulação (Gr), colesteatoma (Ch) e pus na cavidade da automastoidectomia.

9 Timpanosclerose

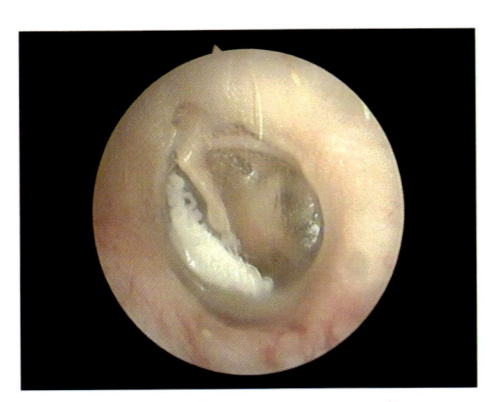

Fig. 9.1 Miringoesclerose na *pars tensa* da membrana timpânica esquerda no quadrante anterior com a membrana timpânica intacta.

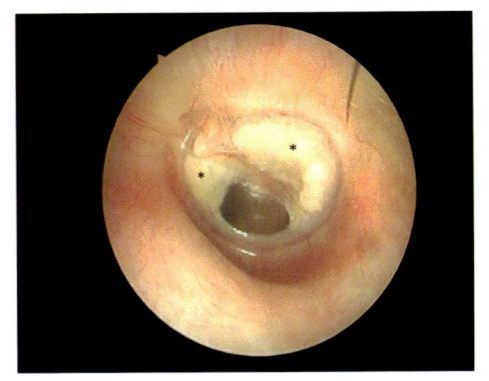

Fig. 9.2 Grandes placas miringoescleróticas anteriores e posteriores ao cabo do martelo são visualizadas. Também é observada uma grande placa de miringoesclerose posterior estendendo-se até o anel timpânico. No meio, nota-se região de neotímpano.

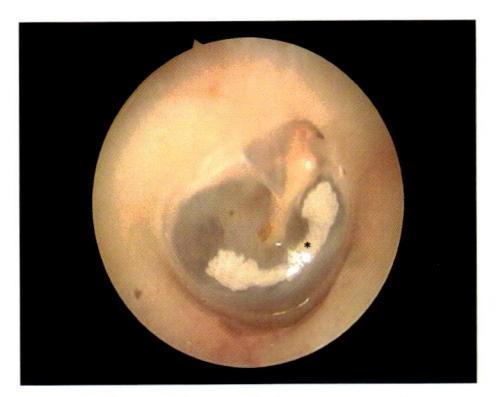

Fig. 9.3 Placa miringoesclerótica na membrana timpânica intacta.

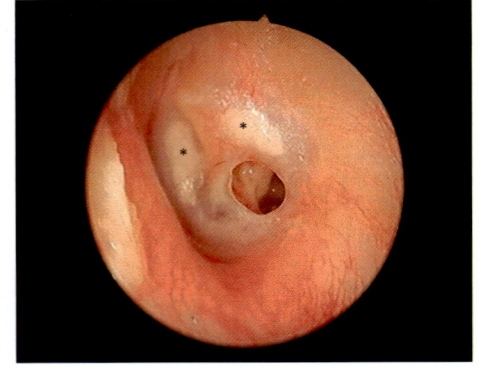

Fig. 9.4 Perfuração da orelha esquerda no quadrante posteroinferior. Duas grandes placas de miringoesclerose são observadas nos quadrantes anterossuperior e posterior da *pars tensa* da membrana timpânica.

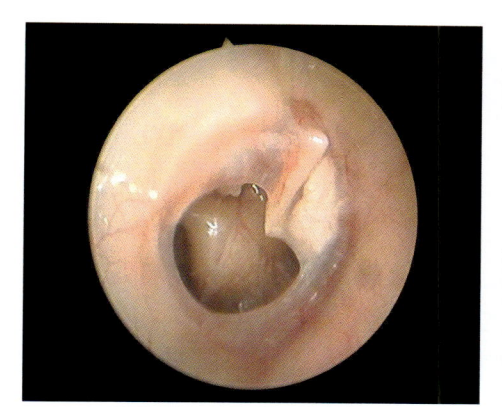

Fig. 9.5 Grande perfuração da membrana timpânica direita com a placa de miringoesclerose no quadrante anterossuperior da *pars tensa*, que está intimamente aderida ao cabo do martelo. Este tipo de miringoesclerose é geralmente acompanhado por timpanosclerose difusa da orelha média. O martelo e a bigorna podem ser fixados com a timpanosclerose rígida da prega maleolar anterior e região atical.

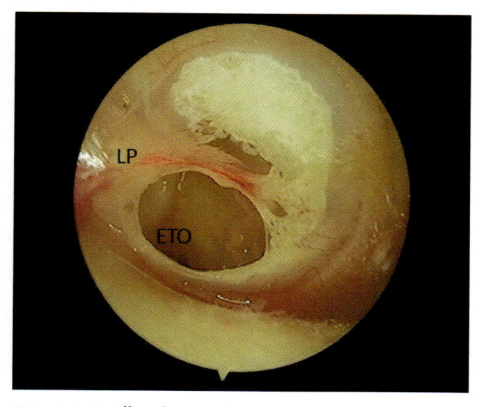

Fig. 9.6 Orelha direita. Otite média crônica com perfuração central na presença de placa de miringoesclerose. Esta placa de miringoesclerose não se estende até o anel timpânico. ETO, orifício da tuba auditiva; LP, processo lateral.

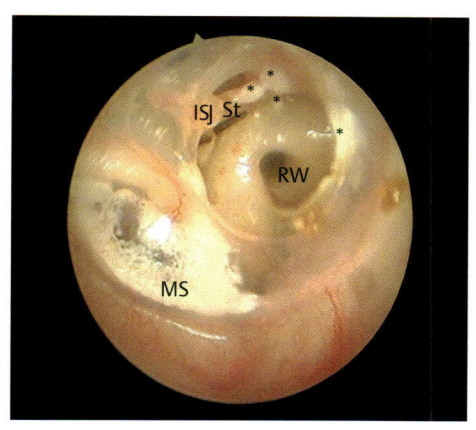

Fig. 9.7 Orelha esquerda — perfuração marginal posterior, miringoesclerose (MS) no quadrante anterior e placas timpanoescleróticas observadas sobre o estapédio e a eminência piramidal. Pode-se esperar a fixação ossicular, principalmente fixação do estribo. ISJ, articulação incudoestapediana; RW, janela redonda; St, estapédio.

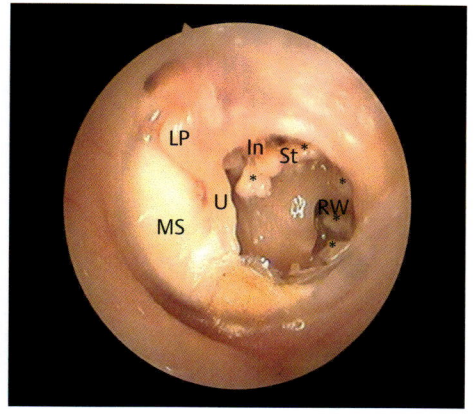

Fig. 9.8 Grande perfuração da orelha esquerda localizada posteriormente. Extensa placa de miringoesclerose (MS) em forma de meia-lua situada anteriormente e aderida ao cabo do martelo. Placas timpanoscleróticas difusas podem ser observadas na articulação incudoestapediana (ISJ), estapédio (St), promontório e região da janela redonda (RW). Neste caso, encontraremos a fixação ossicular por timpanosclerose. Temos que preservar a integridade ossicular enquanto removemos meticulosamente a timpanosclerose. IN, bigorna; LP, processo lateral; RW, janela redonda; St, estapédio; U, umbigo da membrana timpânica.

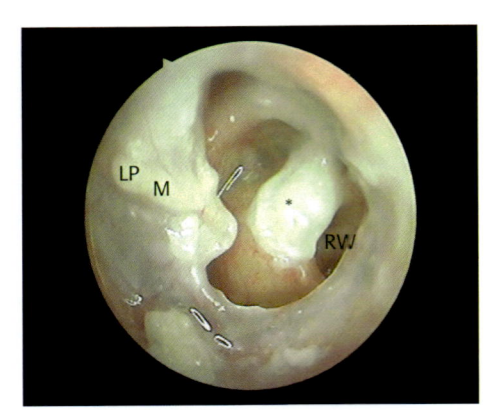

Fig. 9.9 Grande perfuração marginal localizada posteriormente na presença de placa timpanoesclerótica (asterisco) sobre o promontório. LP, processo lateral; M, martelo; RW, janela redonda.

10 Trauma da Membrana Timpânica

10.1 Perfuração Traumática

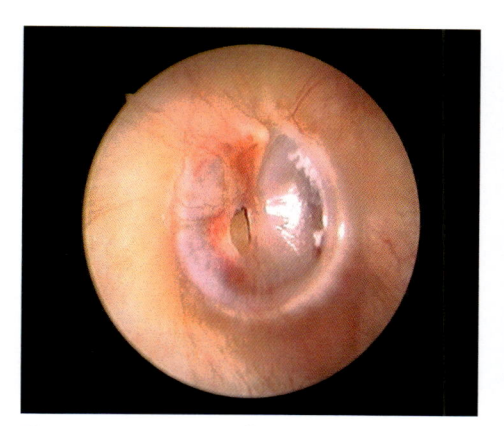

Fig. 10.1.1 Pequena perfuração no quadrante posteroinferior devido a trauma físico na membrana timpânica. Nota-se o coágulo sanguíneo na margem anterior da perfuração.

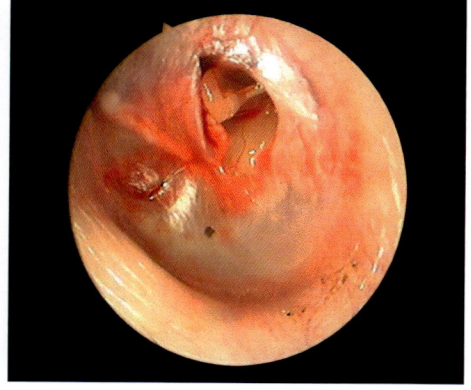

Fig. 10.1.2 Trauma grave na orelha causando perfuração posterior com sangue no mesotímpano posterior. As margens da perfuração são irregulares.

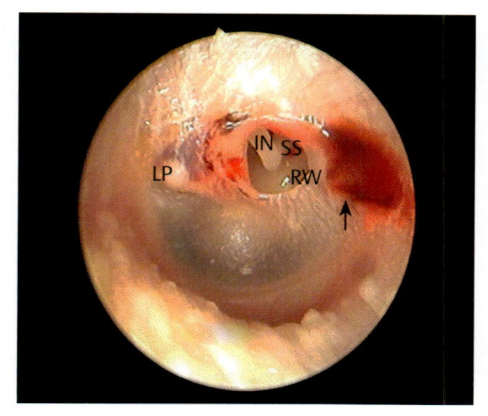

Fig. 10.1.3 Perfuração traumática da orelha esquerda. O coágulo de sangue é visualizado no meato acústico externo profundo. Manchas hemorrágicas podem ser observadas na margem da perfuração e manchas próximas ao estribo (SS), bigorna (IN) e janela redonda (RW) são observadas através da perfuração. PL, processo lateral.

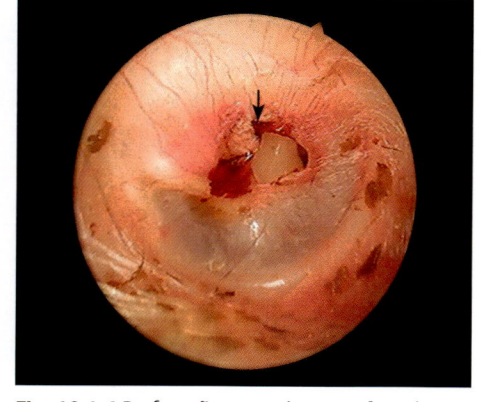

Fig. 10.1.4 Perfuração traumática em fase de cicatrização (4º dia após a lesão). Os coágulos de sangue ainda estão no lugar, atuando como um arcabouço sobre o qual o neotímpano crescerá.

10.2 Barotrauma

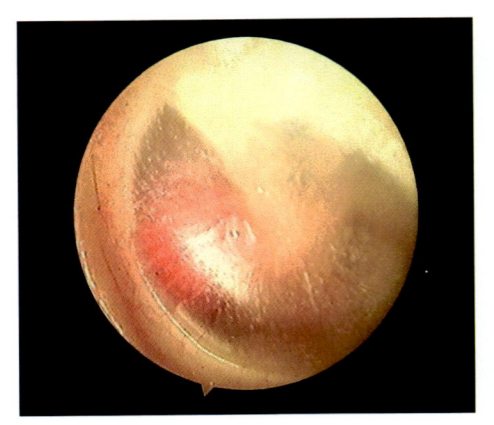

Fig. 10.2.1 Barotrauma grau I com a *pars tensa* congesta da membrana timpânica no quadrante anteroinferior.

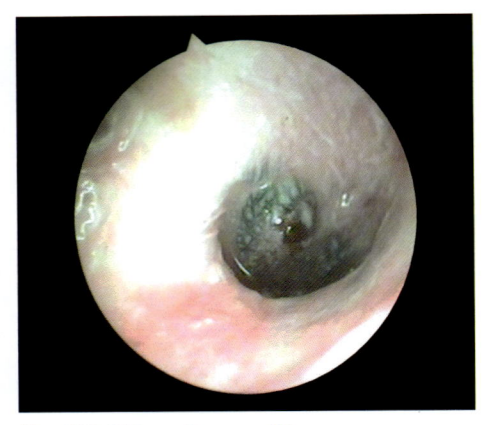

Fig. 10.2.2 Hemotímpano difuso.

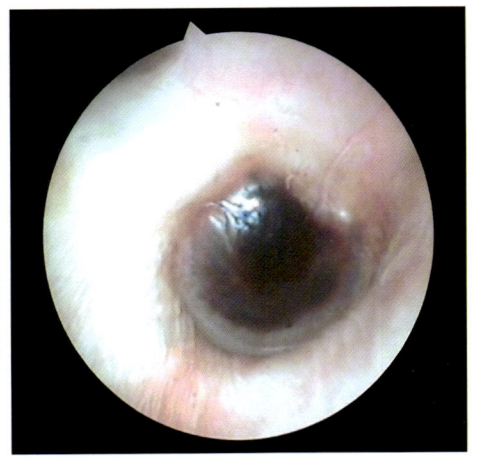

Fig. 10.2.3 Consolidação do sangue na orelha média 7 dias após o incidente.

Seção B

Cirurgias Otológicas

11 Considerações Gerais

11.1 Exérese Da Fáscia Temporal

Posição do Paciente

Decúbito dorsal, rotação da cabeça na direção oposta. A cabeça repousará em uma almofada macia; o paciente deve estar o mais próximo possível do cirurgião. A extremidade da cabeça deve ser elevada em 10 a 15 graus. O cirurgião está sentado confortavelmente ao lado da mesa cirúrgica em um assento próprio. As costas do cirurgião devem estar retas. Elevar o leito para que não haja muita flexão do pescoço do cirurgião.

Anestesia Local

▪ Preparação

Dez mililitros (mL) de Xilocaína 2% com adrenalina 1:200.000, 10 mL de água destilada e 10 gotas de adrenalina 1:1.000 preparada na hora, imediatamente antes da cirurgia. No caso de cirurgia da mastoide, quando operamos com anestesia geral, realiza-se a infiltração da anestesia local 10 minutos antes da incisão. Deve-se ter consideração especial com relação às 10 gotas de adrenalina durante a infiltração em pacientes idosos ou com doenças cardíacas.

▪ Onde Injetar

Sob luz adequada, a área de dois dedos acima da orelha é infiltrada para a retirada da fáscia temporal. Em seguida, ao microscópio, todos os quadrantes do meato acústico externo são infiltrados. Para isso, utiliza-se a agulha de calibre 26 com seringa de 2 mL, e a injeção é feita na junção cartilaginosa óssea em direção ao lado ósseo. A injeção deve ser muito suave e lenta para que não se formem bolhas. Também ocorre infiltração do sulco pós-aural, do trágus e da incisura terminal da orelha. Após a injeção, um tampão de algodão é colocado dentro do meato para distribuição uniforme do agente anestésico. Em seguida, o instrumentador massageará essa região suavemente por 5 a 10 minutos. A incisão é feita após 8 a 10 minutos.

Incisões

▪ Pós-Auricular

Após realizar adequadamente a técnica de *cross-hatching*, é feita uma incisão de 5 mm posterior à prega/sulco retroauricular. Com hemostasia adequada, a incisão prossegue através do músculo auricular posterior, atingindo o osso imediatamente posterior à Espinha de Henle (espinha suprameatal).

▪ Incisão Endaural/Incisão no Meato Acústico Externo

Na incisura terminal, é feita uma incisão da porção medial para a lateral. O retalho lateral do meato, ou seja, a parte do meato situada lateralmente à incisão do meato é elevada da direção medial para lateral e mantida com pinças delicadas com dente antes de colocar os afastadores.

A incisão curvilínea do meato é realizada de sua parede superior para a posterior e depois estendida para a parede anterior. As extremidades estão a 5 mm do anel, enquanto a incisão no meato posterior está a 10 mm do anel.

■ Incisão Endomeatal

Apenas a incisão no meato.

Procedimentos com Tecidos Moles

■ Incisão com Conchotomia

Na abordagem pós-aural, deve-se realizar a incisão da pele posterior do meato no local correto — se realizada mais medialmente, um pequeno retalho timpanomeatal será criado e, se realizada muito lateralmente, um retalho espesso será formado; ambos são difíceis de manipular. Duas pequenas incisões de liberação nas duas margens da conchotomia ajudarão o retalho timpanomeatal a se acomodar bem na parede óssea do meato.

Canaloplastia ou Meatoplastia

■ Canaloplastia (ou Meatoplastia) dos Tecidos Moles

Para remover o tecido mole adicional ligado ao retalho timpanomeatal, realizar uma incisão tangencial fina na região da conchotomia e remover o tecido mole profundo para aumentar a circunferência do meato até uma determinada extensão.

■ Canaloplastia (Meatoplastia) Óssea

O objetivo é visualizar tudo ao redor do anel ósseo — praticamente as áreas importantes incluem o meato anterior, meato inferior e meato posteroinferior. Para uma protuberância na parede anterior do meato, uma incisão é feita nesse local e o retalho timpanomeatal é elevado da posição medial para lateral da incisão. A protuberância é então broqueada com uma broca de diamante de tamanho apropriado. Proteger sempre o retalho medial com algodão ou papel alumínio. Tomar cuidado para não expor a cobertura em azul da articulação temporomandibular (TMJ).

A perfuração da região posteroinferior e posterior do meato é complicada. Lembre-se de que a parte vertical do nervo facial está alguns milímetros posterior e medial ao anel ósseo nessa região.

O objetivo da canaloplastia é observar o anel ósseo em todas as direções com uma única posição do microscópio.

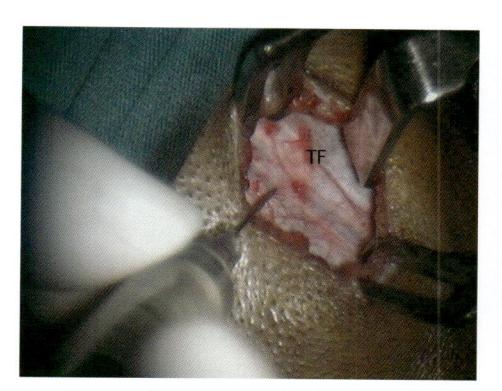

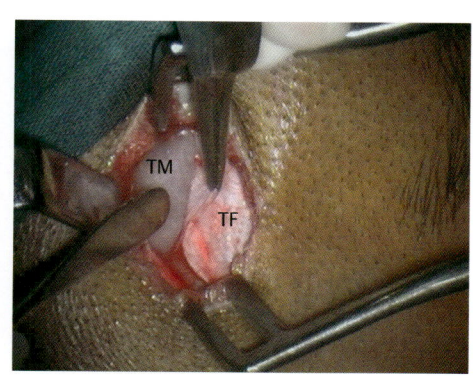

Fig. 11.1.1 A fáscia temporal é obtida por incisão separada de dois dedos de largura acima da orelha. Também pode ser retirada da mesma incisão pós-aural ou endaural. Aqui está em andamento a hidrodissecção, onde a solução salina é injetada logo abaixo da fáscia temporal para que seja dissecada do músculo temporal (TF, fáscia temporal).

Fig. 11.1.2 O elevador de Freer é utilizado para levantar a fáscia do músculo temporal. A fáscia temporal é espessa na inserção do músculo temporal que é anteroinferior. Temos de evitar essa parte para a coleta (TM, músculo temporal; TF, fáscia temporal).

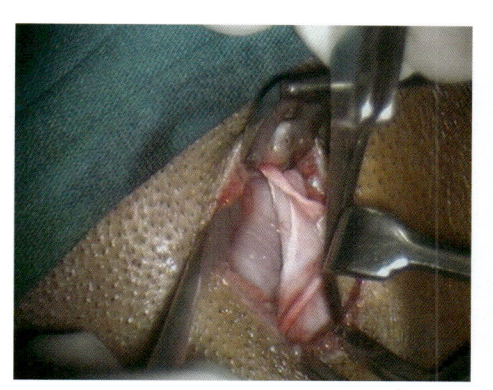

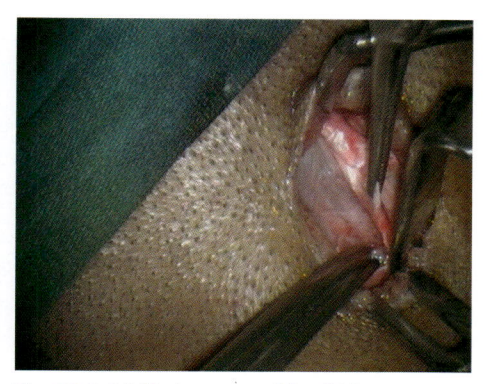

Fig. 11.1.3 Dissecção em andamento.

Fig. 11.1.4 A fáscia temporal é colhida com uma tesoura fina e afiada, dissecando suavemente o músculo temporal. A hemostasia é fixada e a ferida é fechada com monofilamento 3–0.

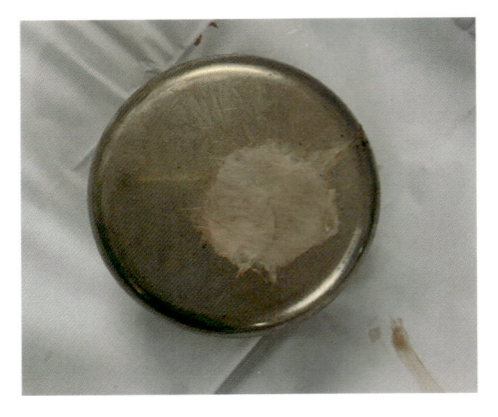

Fig. 11.1.5 A fáscia temporal está espalhada na parte posterior de um *gallipot* cirúrgico. As fibras musculares são removidas e deixadas para sua secagem.

11.2 Incisão e Consideração Geral

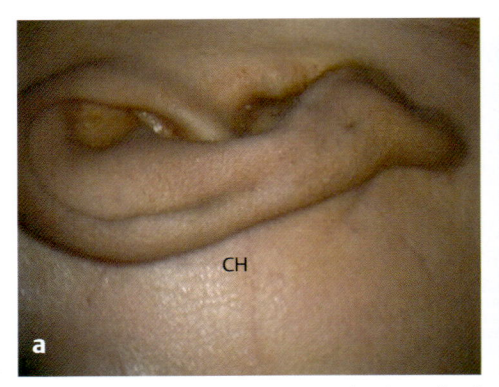

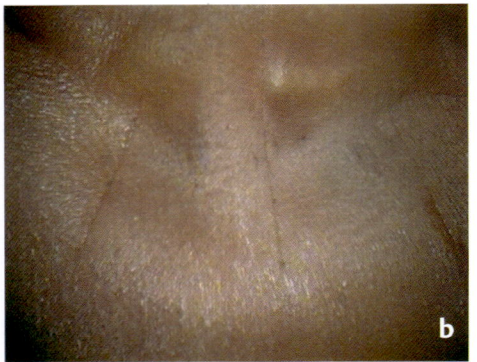

Fig. 11.2.1 (a, b) Incisão retroauricular da orelha direita. Antes da incisão, realiza-se a técnica de *cross-hatching*. É muito útil durante a sutura e evita uma complicação estética chamada orelha de morcego. CH, *cross-hatching*.

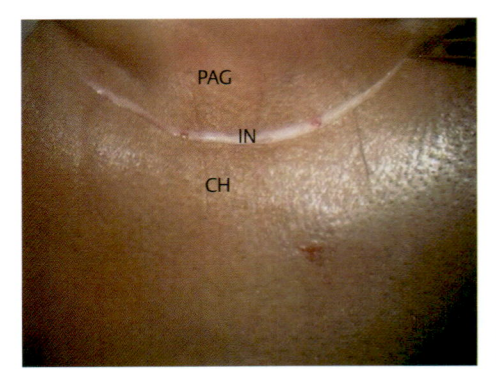

Fig. 11.2.2 A incisão pós-aural é realizada 5 mm atrás do sulco pós-aural. CH, *cross-hatching*; IN, incisão; PAG, sulco retroauricular.

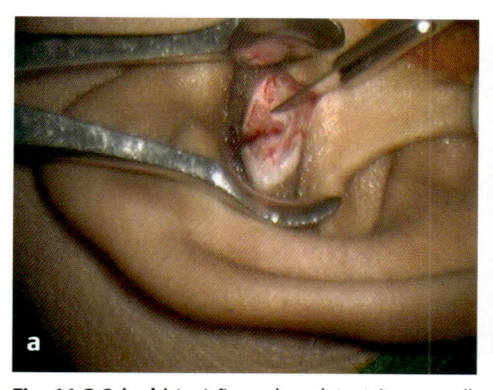 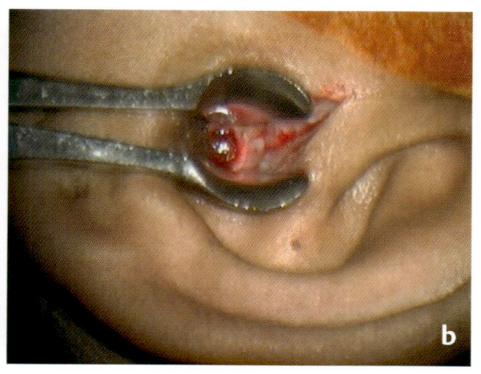

Fig. 11.2.3 (a, b) Incisão endaural. Incisão na orelha esquerda através da incisura terminal. O espéculo de Lempert dilata o meato acústico e a incisão é feita entre as duas lâminas do espéculo.

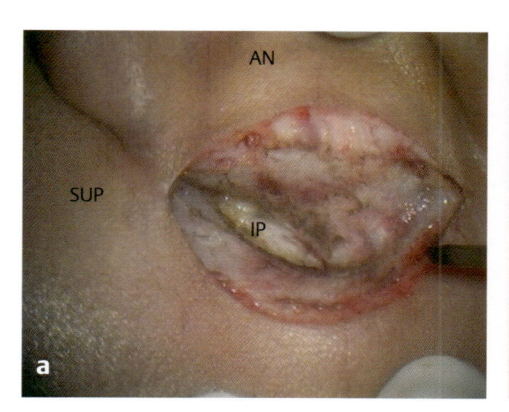 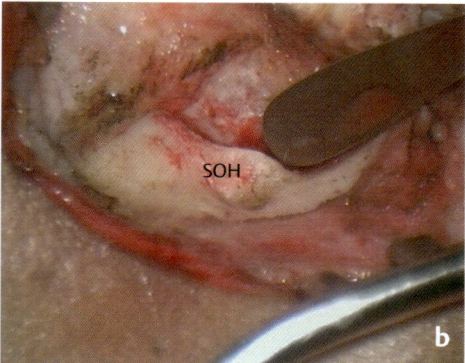

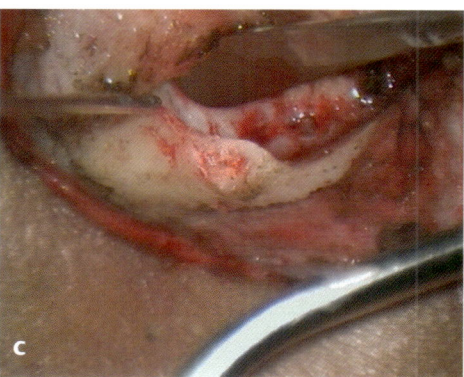

Fig. 11.2.4 (a–c) Orelha direita. A incisão pós-aural é aprofundada na pele, tecido subcutâneo mole, músculo pós-aural, seguida de incisão do periósteo, que deve ser tão longa quanto a incisão externa e alguns milímetros posterior à espinha de Henle (espinha suprameatal).
O periósteo é submetido à incisão imediatamente posterior à espinha de Henle. Imediatamente, com o dissector de Freer, realiza-se a dissecção do tecido do meato a partir da espinha de Henle. Dissecar suavemente anterior e medialmente a partir da espinha antes de efetuar a conchotomia. AN, anterior; IP, incisão no periósteo; SOH, espinha de Henle ou suprameática; SUP, superior.

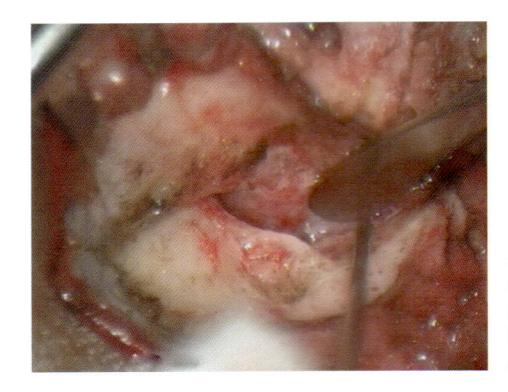

Fig. 11.2.5 A incisão com a conchotomia é feita no nível imediatamente medial à espinha de Henle (espinha suprameatal). Duas incisões para liberação são realizadas nas extremidades superior e inferior das incisões com a conchotomia.

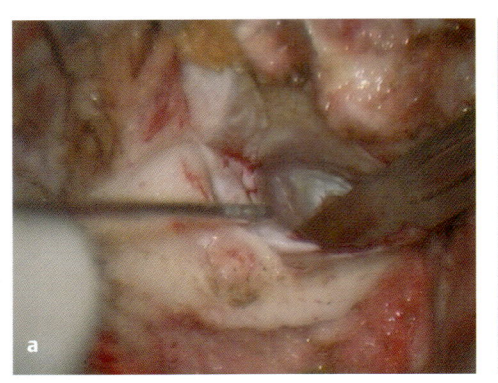 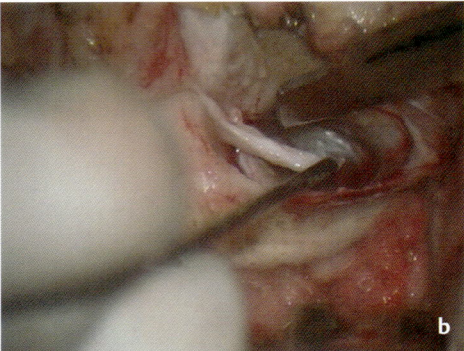

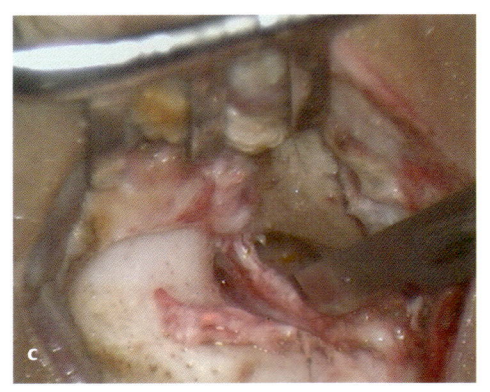

Fig. 11.2.6 (a–c) Canaloplastia (ou meatoplastia) de tecidos moles. A incisão é feita no tecido mole da parte posterior do meato em forma oblíqua e a parte adicional do tecido mole é removida para que a pele na porção posterior do meato fique fina. Esse procedimento é denominado canaloplastia dos tecidos moles.

12 Timpanoplastia

Renovação da Margem

O autor realiza pequenas perfurações com agulha ao redor da margem de perfuração e as une para remover uma parte fina da margem. A raspagem da superfície inferior do remanescente da membrana timpânica é realizada para remover o crescimento interno do epitélio escamoso.

Elevação do Retalho Timpanomeatal

Nos primeiros milímetros (medialmente) próximos à membrana timpânica, elevar o retalho timpanomeatal (TM, do inglês tympanomeatal) da posição medial para lateral. Colocar o bisturi circular medialmente ao remanescente TM através da perfuração no quadrante anterior e anteroinferior e elevar alguns milímetros.

Em seguida, fazer duas incisões no meato: uma superiormente com a lâmina nº 15, encontrando a borda superior da incisão da conchotomia e outra inferiormente com o bisturi circular primeiramente na porção anterior do meato começando a 5 mm do anel, retornando de maneira curvilínea para encontrar a borda inferior da incisão da conchotomia.

Depois de completar a incisão, começar a elevação do retalho TM na parede posterior, em seguida, movendo para as paredes superior, inferior e anterior. O retalho TM está densamente aderido à linha de sutura timpanoescamosa superiormente e à linha de sutura timpanomastoidea inferiormente. Nesse local, a dissecção afiada com a lâmina nº 15 é aconselhável.

Também é recomendável manter o Gelfoam® embebido em adrenalina na linha de incisão e aspirá-lo, não diretamente no retalho, para que não ocorra a laceração.

Elevação do Retalho TM

Deve-se continuar alguns milímetros anteriormente ao processo lateral do martelo, quase até a incisura anterior de Rivinus. Somente nas posições de 1 a 3 horas (da orelha direita), o retalho TM é fixado na parede do canal; o restante é elevado e dobrado anteriormente.

Istmos

Sempre verificar se há granulação, aderência ou mucosa alterada perto dos ossículos. Para isso, realizar a curetagem ou broqueamento do quadrante posterossuperior e colocar um Gelfoam® embebido em adrenalina nessa área, e, em seguida, remover suavemente a mucosa alterada com uma pequena picada em ângulo reto. Durante esse procedimento, mantenha sempre em mente a orientação da prega da mucosa. Após retirar toda a granulação e aderência do quadrante posterossuperior, verificar a mobilidade ossicular. Para isso, colocar uma agulha curva logo abaixo do processo lateral do martelo e empurrar suavemente medialmente; pode-se notar o movimento de todos os ossículos. Da mesma forma, empurrar suavemente o ramo longo da bigorna para visualizar o movimento do estribo e da base do estribo.

Se algum ossículo estiver necrosado, faça a ossiculoplastia necessária (consulte "Ossiculoplastia").

Colocação do Enxerto

Depois de inspecionar cuidadosamente os ossículos e a mucosa da orelha média, colocar o enxerto no osso do meato, exceto a parte anterossuperior onde o retalho TM está fixado à parede do meato.

Aqui, o enxerto será colocado sob o anel. Realizar a reposição do retalho TM e colocar o Gelfoam® seco no sulco anterior. Isso vai segurar o enxerto e o retalho TM durante a manobra do enxerto.

Novamente, o enxerto com o retalho TM é elevado, e o Gelfoam® embebido em ciprofloxacina é colocado na orelha média, principalmente no quadrante anterossuperior anterior ao martelo.

Agora, tanto o retalho TM quanto o enxerto são reposicionados e, em maior ampliação, todos os quadrantes são visualizados para um contato perfeito entre o enxerto e a margem da perfuração.

Colocação de Gelfoam®

Pequenos pedaços de Gelfoam® embebido em ciprofloxacina são colocados após a remoção do Gelfoam® seco que foi colocado anteriormente. O autor do procedimento coloca primeiro o Gelfoam® anterossuperiormente, depois ao longo da margem da perfuração chegando até o ponto de incisão do meato. Na maioria dos casos, não é colocado nenhum tampão, mas, algumas vezes, é aplicado o tampão com fita embebida com pomada com antibiótico e corticoide no final; a ferida é fechada com sutura de monofilamento 3–0 em camada única e o curativo é realizado na mastoide.

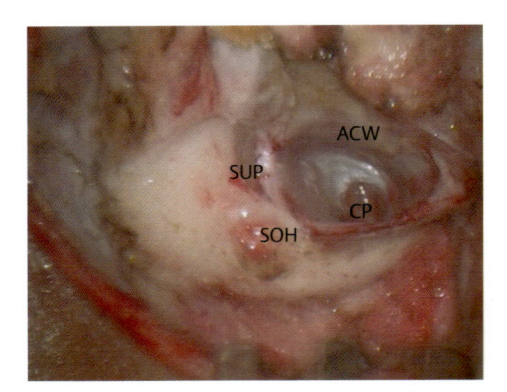

Fig. 12.1 Orelha direita. Perfuração central (CP, do inglês *central perforation*) no quadrante anteroinferior visualizada após a conchotomia e a canaloplastia (meatoplastia) do tecido mole. ACW, parede anterior do meato; SOH, espinha de Henle ou suprameatal; SUP, superior.

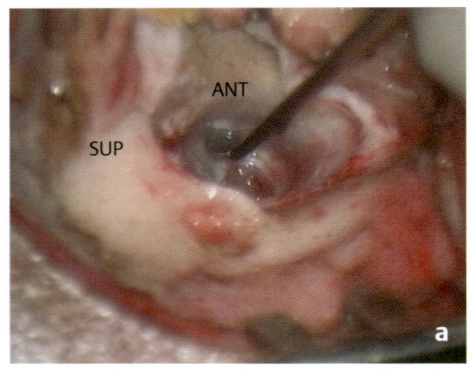

Fig. 12.2 (a) Incisão na parede anterior do meato com o bisturi circular iniciando na posição de 1 hora, a 5 mm do remanescente da membrana timpânica. (ANT, anterior; SUP, superior).

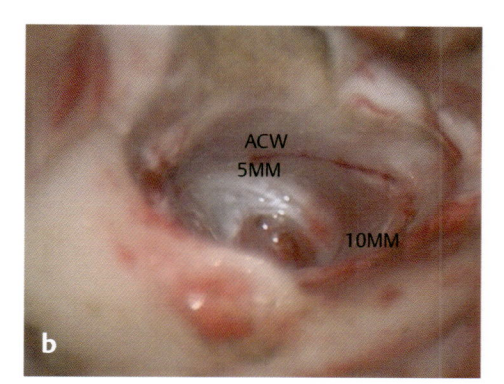

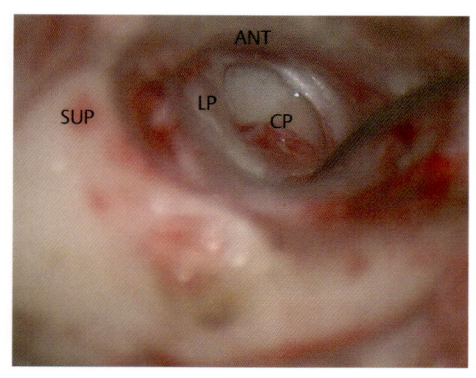

Fig. 12.2 (b) Incisão curvilínea na parede anterior do meato começando na posição de 1 hora, depois avançando lateralmente cerca de 10 mm nas paredes inferior e posterior, seguido por comunicação com a incisão da conchotomia. ACW, parede anterior do meato.

Fig. 12.3 Reavivamento da margem. Múltiplas perfurações são feitas com a agulha ao longo da borda da perfuração, então elas são unidas para remover a margem da perfuração. ANT, anterior; CP, perfuração central; LP, processo lateral; SUP, superior.

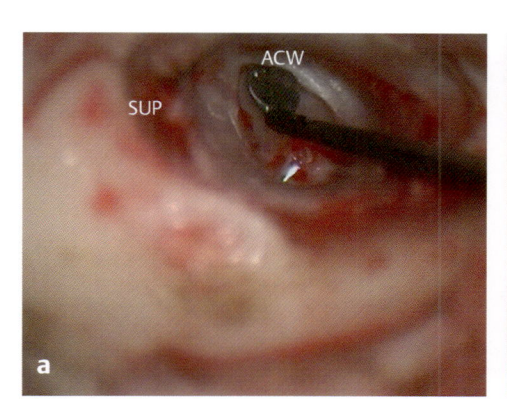

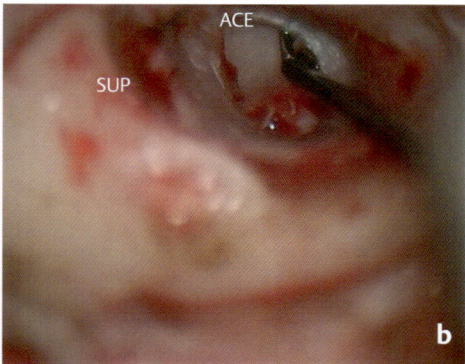

Fig. 12.4 (a, b) Remoção do epitélio escamoso a partir da superfície inferior da perfuração. O autor eleva alguns milímetros do retalho timpanomeatal colocando o bisturi circular medial à perfuração. Isso é feito apenas na porção anterior do meato. ACW, parede anterior do meato; SUP, superior.

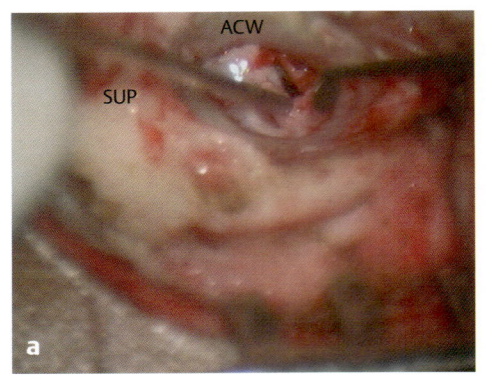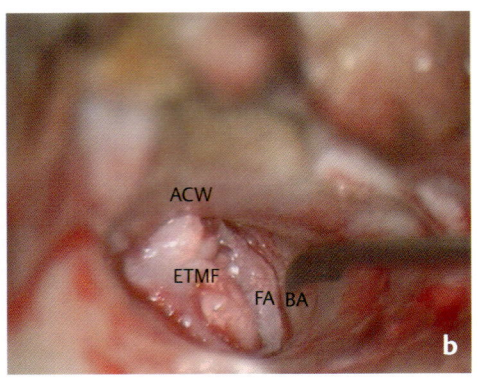

Fig. 12.5 (a, b) A elevação do retalho timpanomeatal da posição de 11 horas (quadrante posterossuperior) para a posição de 1 hora (quadrante anterossuperior) é feita com bisturi circular e sucção. Pode-se notar o anel fibroso (FA) e o anel ósseo (BA) na parede anterior do meato. ACW, parede anterior do meato;
ETMF, retalho TM elevado.

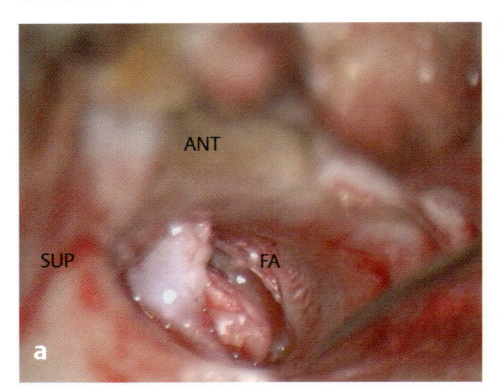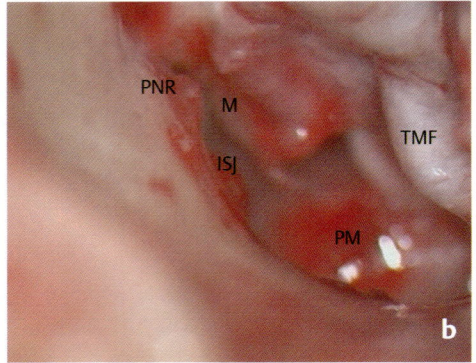

Fig. 12.6 (a, b) A camada mucosa medial da membrana timpânica é submetida à incisão entre o anel fibroso (FA) e o anel ósseo anteriormente e no quadrante posterossuperior onde o anel ósseo está ausente. ANT, anterior; ISJ, articulação incudoestapediana; M, martelo; PM, promontório; PNR, incisura posterior de Rivinus; SUP, superior; TMF, retalho timpanomeatal.

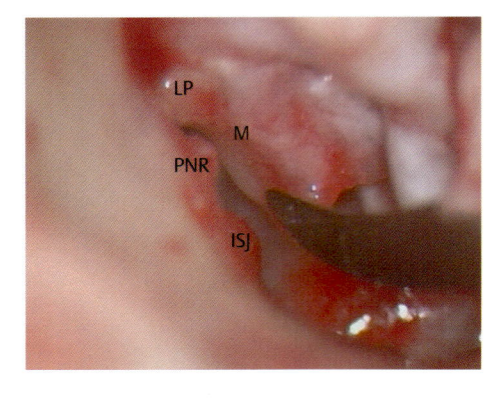

Fig. 12.7 A incisão no martelo com bisturi em foice é feita para desnudar o martelo. ISJ, articulação incudoestapediana; LP, processo lateral; M, martelo; PNR, incisura posterior de Rivinus.

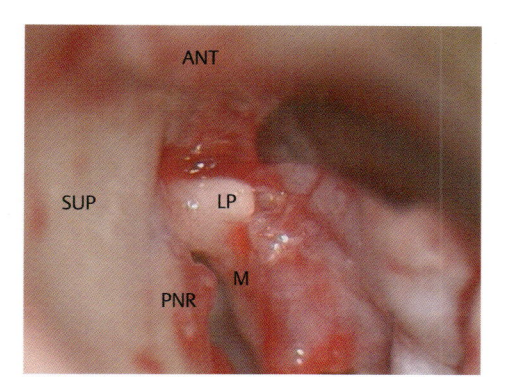

Fig. 12.8 A dissecção continua anterior ao processo lateral (LP, do inglês *lateral process*); com o dorso do bisturi em foice, o retalho timpanomeatal é dissecado anteriormente. M, martelo; PNR, incisura posterior de Rivinus.

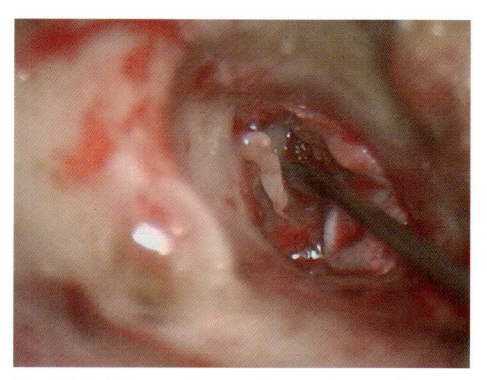

Fig. 12.9 A dissecção anterior continua até a posição de 1 hora. Esta dissecção anterior ao martelo é um passo muito importante para colocar a fáscia anterossuperior ao martelo diretamente no canal ósseo.

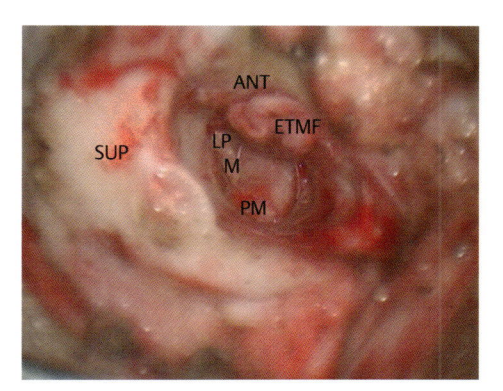

Fig. 12.10 Após elevação completa do retalho timpanomeatal, este é dobrado anterossuperiormente. O canal ósseo é exposto em aproximadamente 300 graus (da posição de 1 h para 11 h) e a fáscia temporal pode repousar sobre esse canal, a partir do qual é possível obter a nutrição. Isso ajuda na integração completa do enxerto. ANT, anterior; ETMF, retalho TM elevado; LP, processo lateral; M, martelo; PM, promontório.

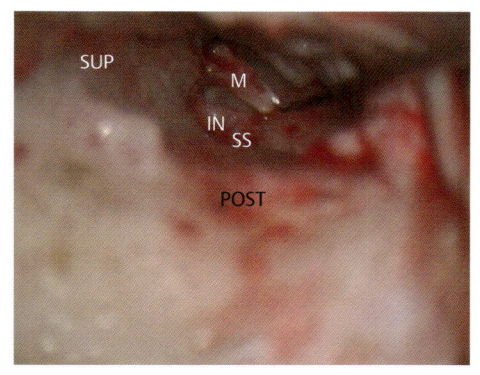

Fig. 12.11 Verificação da mobilidade ossicular. A perfuração do quadrante posterossuperior foi realizada. A agulha curva é colocada logo abaixo do processo lateral e o martelo é empurrado medialmente, de maneira suave, para verificar se os ossículos estão se movendo ou não. IN, bigorna; M, martelo; POST, posterior; SS, supraestrutura do estribo; SUP, superior.

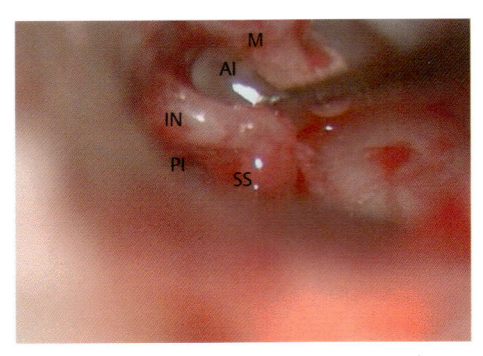

Fig. 12.12 Na análise mais atenta, é possível notar o istmo anterior (entre o martelo e a bigorna) e o istmo posterior (posterior à bigorna). Um pequeno toque sobre o processo lenticular e a articulação incudoestapediana e um leve empurrão medialmente produzirão movimento do estribo e de sua base. AI, istmo anterior; IN, bigorna; M, martelo; PI, istmo posterior; SS, supraestrutura do estribo.

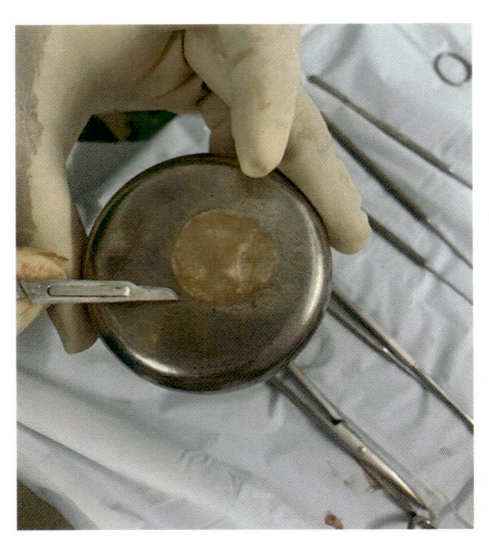

Fig. 12.13 A fáscia temporal é suavemente elevada da parte de trás da tigela cirúrgica com a lâmina de bisturi nº 15.

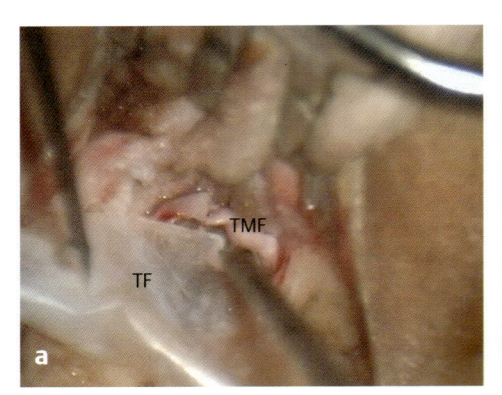

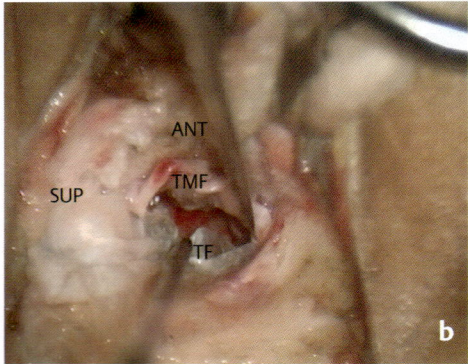

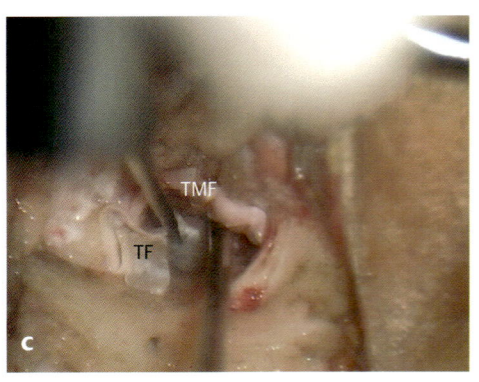

Fig. 12.14 (a–c) Segurar a fáscia temporal com a pinça jacaré e empurrar suavemente para a frente em direção à parede anterior e espalhar a fáscia com a agulha, simultaneamente. ANT, anterior; SUP, superior; TF, fáscia temporal; TMF, retalho timpanomeatal.

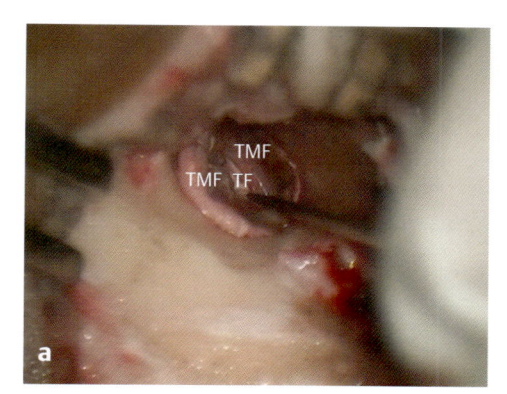

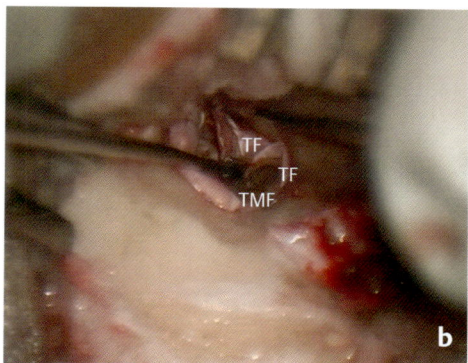

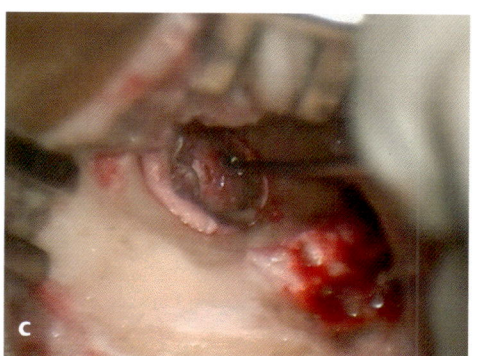

Fig. 12.15 (a) Após a colocação adequada da fáscia no canal ósseo, o retalho timpanomeatal é colocado acima dele. Aqui é possível visualizar a fáscia temporal (TF) através da perfuração após a colocação adequada do retalho timpanomeatal (TMF).
(b) Anteriormente, o TMF está novamente elevado e é possível visualizar a TF abaixo dele o tempo todo. Pode-se visualizar que a fáscia temporal é colocada sobre o canal ósseo ao longo de todo o canal (aqui anterior, anteroinferior, posteriormente).
(c) Novamente, a fáscia temporal junto com o retalho TM é reposicionada. O anel fibroso anterior é fixado no ponto exato do anel ósseo.

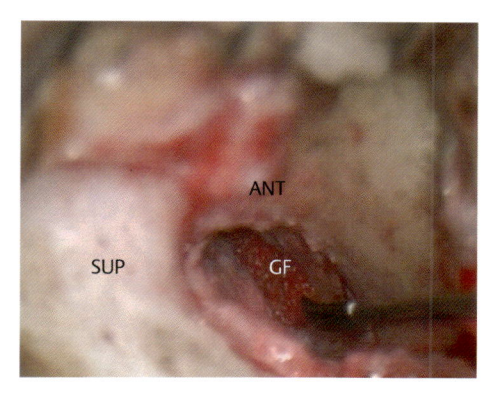

Fig. 12.16 Um Gelfoam® (GF) seco é colocado no sulco anterior para manter o anel fibroso na posição exata. ANT, anterior; SUP, superior.

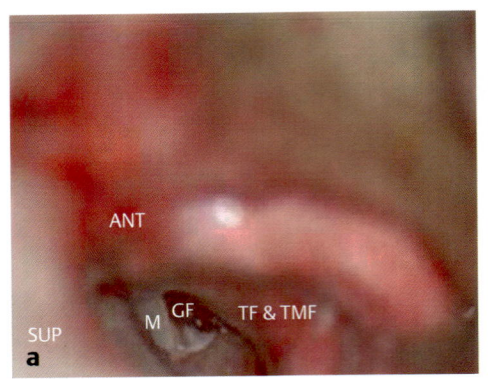
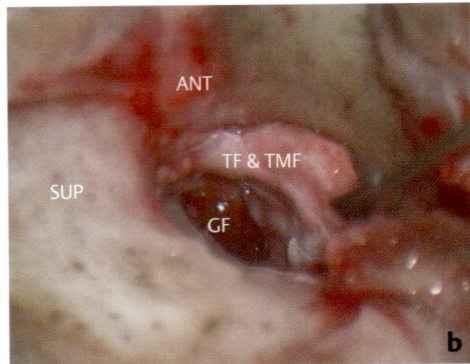
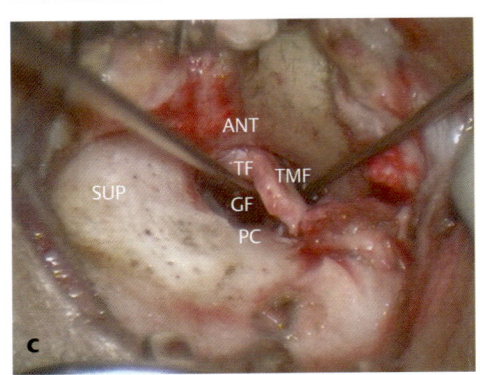

Fig. 12.17 (a) Colocação de Gelfoam® na orelha média. O retalho timpanomeatal (TMF) e a fáscia temporal (TF) são elevados anteriormente e o Gelfoam® (GF) é colocado anterossuperiormente ao martelo, primeiramente. **(b)** Poucos Gelfoams® são colocados na orelha média para fornecer suporte à TF do lado da orelha média. **(c)** Agora, a TF e o TMF são reposicionados. Aqui, o autor usa um repositor na mão direita para ser colocado na TF, e a agulha na mão esquerda é colocada sob o TMF. Em seguida, o repositor é suavemente empurrado em direção ao canal ósseo posterior enquanto a agulha mantém a parte lateral da TF longe do canal posterior. Esta manobra ajuda a remover o ar preso na orelha média. ANT, anterior; M, martelo; PC, canal posterior; SUP, superior.

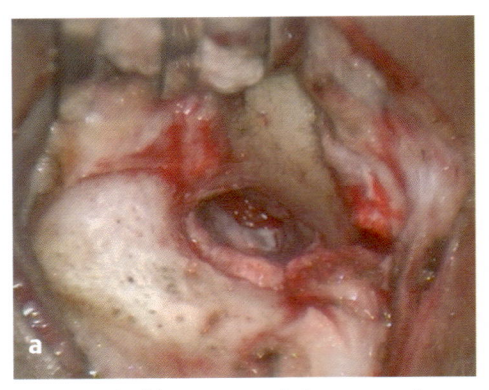
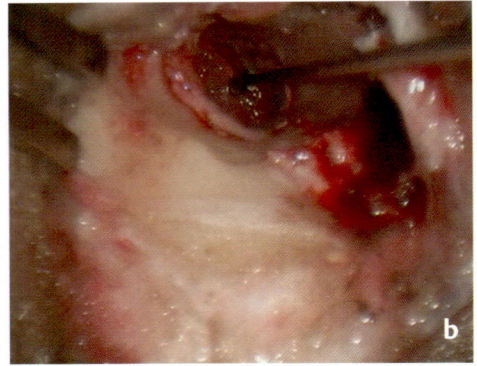

Fig. 12.18 (a, b) O meato acústico externo é preenchido com o Gelfoam®.

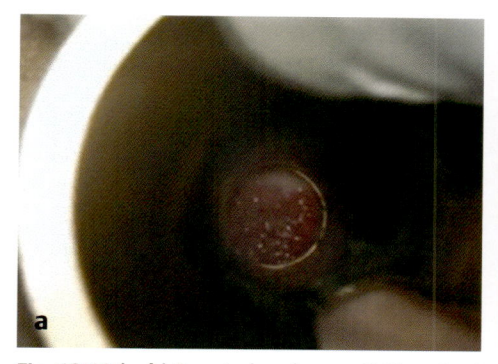 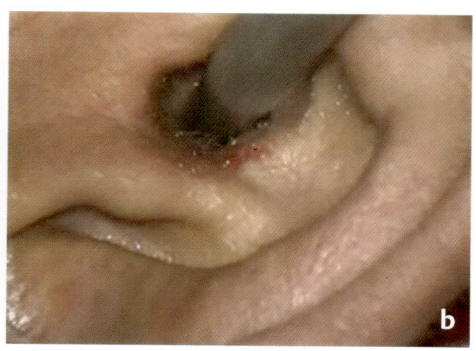

Fig. 12.19 (a, b) Depois de colocar o Gelfoam® até a incisão do meato, o espéculo auricular é colocado e rotacionado suavemente para que a pele do meato seja desenrolada e espalhada sobre o enxerto. Poucos Gelfoams® são inseridos no meato.

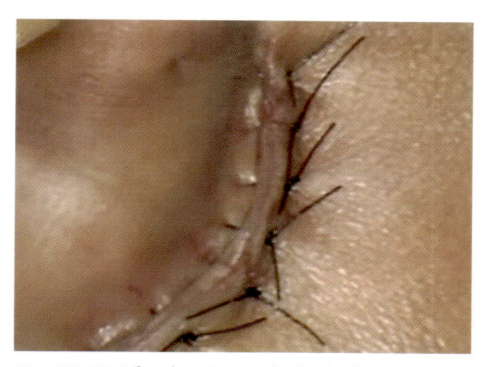

Fig. 12.20 A ferida pós-aural é fechada com a sutura de monofilamento 3–0 em uma única camada.

13 Ossiculoplastia

Tomada de Decisão

Várias opções estão disponíveis para a ossiculoplastia, incluindo a utilização de cartilagem, remodelagem de ossículos e próteses de diversos tipos. Diferentes fatores, como a integridade de cada ossículo (principalmente se a supraestrutura do estribo está presente ou não), materiais disponíveis para reconstrução e a habilidade necessária para esse procedimento determinam o tipo de ossiculoplastia. Deve-se estar familiarizado com todas as técnicas antes de conduzir essa cirurgia.

Terminologias Importantes

- **Prótese parcial:** Prótese na supraestrutura do estribo intacta.

- **Prótese total:** Prótese na base do estribo móvel quando a supraestrutura do estribo está ausente.

- **Columela curta de cartilagem:** Na cabeça do estribo intacta.

- **Columela longa de cartilagem:** Na base do estribo móvel.

Necrose da Bigorna

Ramo longo/processo lenticular da bigorna: necrose parcial.

a) Necrose < 10% (premissa visual): pode envolver a articulação incudoestapediana e a parte inferior do ramo longo da bigorna com o periósteo.

b) Necrose > 10% ou quando a ponte fibrosa está presente na região ISJ: retirar a bigorna, depois planejar a ossiculoplastia, tanto a columela curta de cartilagem como a columela curta da autobigorna remodelada ou prótese ossicular parcial (POP).

- **Opções:** Remodelagem da bigorna para transposição na supraestrutura do estribo como columela curta.

- A interposição é feita entre o martelo e a supraestrutura do estribo; a técnica de interposição é difícil e fornece o mesmo resultado da técnica de transposição.

- **Columela curta de cartilagem preservada:** Columela curta com orifício para a cabeça do estribo de um lado. A altura da columela não deve estar além do novo anel após a sua colocação sobre a supraestrutura do estribo.

- **Prótese:** POP com capa de cartilagem de modo que essa prótese não está em contato direto com o neotímpano. O autor do procedimento realiza a sutura da cartilagem em fatias finas com placa de titânio usando Vicryl® 6–0.

Necrose da Supraestrutura do Estribo

O autor utiliza apenas três opções:

1. Columela longa de cartilagem derivada de uma cartilagem preservada. A extremidade pontiaguda da columela deve estar na base do estribo e a extremidade estendida tocará o neotímpano. A altura da columela não deve ser superior ao novo anel.

2. Se o martelo for recuperável, então pode ser remodelado e usado como

columela longa. Aqui, o autor corta o martelo imediatamente acima do processo lateral e inverte sua orientação colocando a extremidade pontiaguda na base do estribo.

3. Prótese total de titânio com uma sapata de cartilagem e uma capa de cartilagem, de modo que a prótese não toque a base do estribo e o neotímpano diretamente. A sapata de cartilagem pode ser feita a partir da cartilagem em fatias finas e seu tamanho será o mesmo que uma ponta de aspirador de calibre 26. A capa de cartilagem é suturada com placa de titânio usando Vycril® 6–0.

Uma situação complicada surge quando a cabeça do estribo, colo, parte do ramo anterior e parte do ramo posterior estão ausentes. O autor tende a fazer uma remodelagem sofisticada da cartilagem para se assemelhar à supraestrutura do estribo ausente. Contudo, em sua experiência, observou que o prognóstico auditivo em longo prazo desse tipo de montagem não é bom, considerando também que a columela longa de cartilagem simples da base do estribo (entre os ramos anterior e posterior) ao neotímpano é a melhor opção.

Na revisão do estudo sobre os resultados de diferentes tipos de ossiculoplastia, inferimos que:

- A presença da supraestrutura do estribo é o fator mais importante para o bom prognóstico auditivo.
- A porcentagem de extrusão da prótese [politetrafluoretileno (PTFE) ou titânio] é significativamente maior.
- A interposição da bigorna entre o martelo e o estribo é tecnicamente desafiadora e não produz resultados maiores do que a columela curta da bigorna (transposição).
- A columela curta de cartilagem fornece o mesmo ou um melhor resultado em longo prazo do que próteses caras.
- A columela longa de cartilagem fornece definitivamente um melhor resultado do que a prótese total.

Nesse contexto, o autor define o bom prognóstico auditivo se a média do tom puro for inferior a 20 dB (decibéis), com *gap* aero-ósseo menor que 20 dB. Se a diferença da audiometria de tom puro (PTA, do inglês *pure tone audiometry*) entre duas orelhas for inferior a 30 dB, o paciente sente melhora na audição.

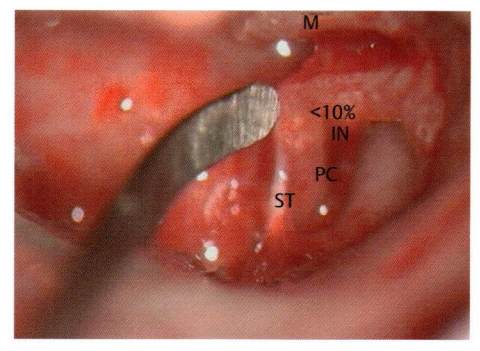

Fig. 13.1 Perfuração do quadrante posterossuperior (orelha esquerda). Após remoção da parede do canal ósseo posterossuperior, é possível visualizar o martelo (M), bigorna (IN), nervo corda do tímpano (CT) e mesotímpano posterior.

Fig. 13.2 Necrose parcial da bigorna < 10% (orelha esquerda). M, martelo; IN, bigorna; PC, *crura* posteriores do estribo; ST, tendão do estapédio.

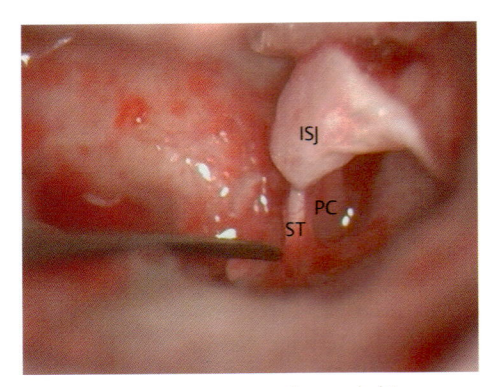 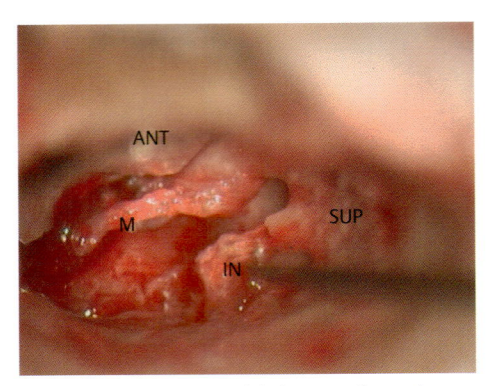

Fig. 13.3 Neste caso, o ramo longo da bigorna, a articulação incudoestapediana (ISJ) é coberta com o periósteo e essa montagem funciona bem. PC, *crura* posteriores do estribo; ST, tendão do estapédio.

Fig. 13.4 Necrose parcial da bigorna (> 75%) da orelha esquerda. Neste caso, a bigorna é removida e a montagem da columela curta de cartilagem é realizada. ANT, anterior; IN, bigorna; M, martelo; SUP, superior.

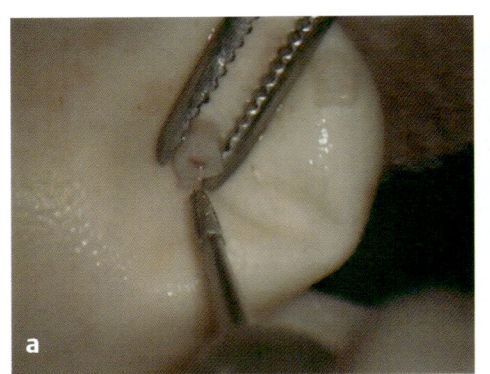 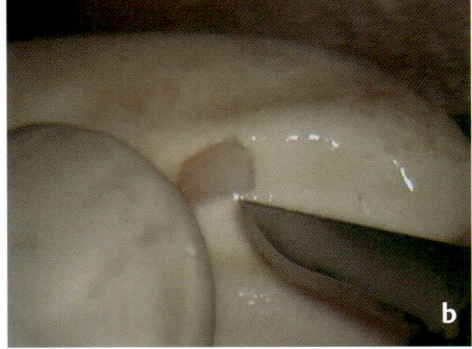

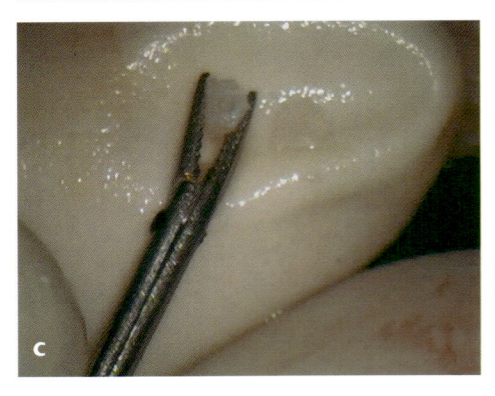

Fig. 13.5 (a–c) Processo de produção da columela curta. O pequeno suporte de cartilagem do septo nasal preservado é modificado e o pequeno orifício para a cabeça do estribo é feito com uma broca dentária.

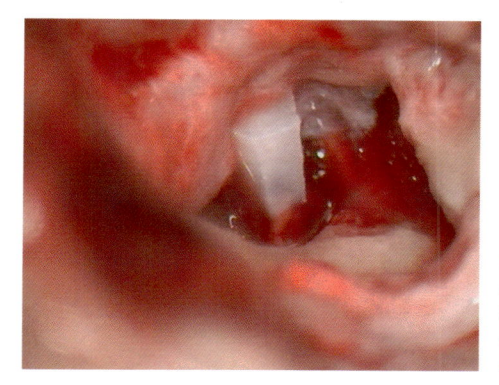

Fig. 13.6 A columela curta de cartilagem é colocada sobre a cabeça do estribo e apoiada com Gelfoam®. A altura da columela não deve ser maior que o anel. A columela curta aumentará o espaço da orelha média e proporcionará uma boa audição.

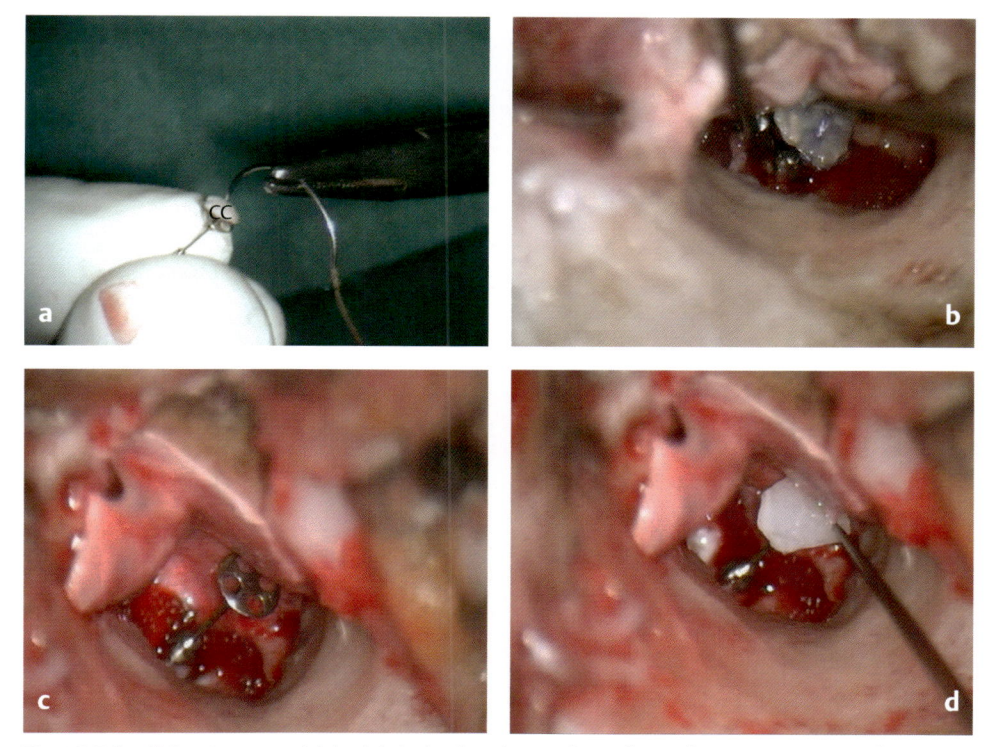

Fig. 13.7 (a–d) A prótese parcial de titânio é colocada na cabeça do estribo com e sem capa de cartilagem (CC). O autor realiza a sutura da cartilagem com a prótese usando Vicryl® 6–0. A cartilagem ajuda a evitar a extrusão da prótese, embora o autor tenha constatado que o percentual de extrusão da prótese é relativamente alto.

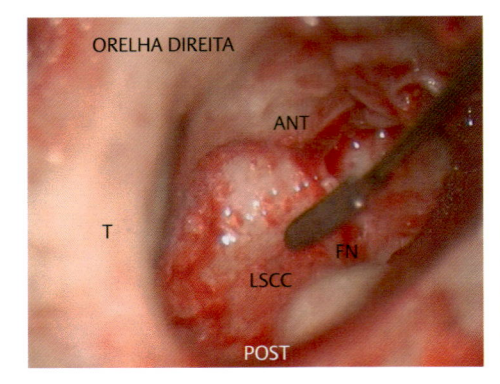

Fig. 13.8 Ausência da supraestrutura do estribo; a base do estribo está no lugar e é móvel. Aqui é possível notar a fístula do canal semicircular lateral (LSCC), deiscência do nervo facial (FN). ANT, anterior; POST, posterior; T, tégmen timpânico.

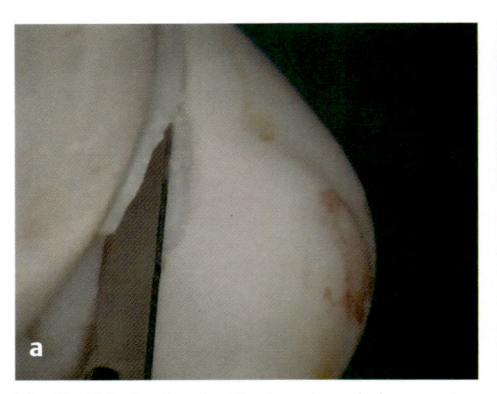
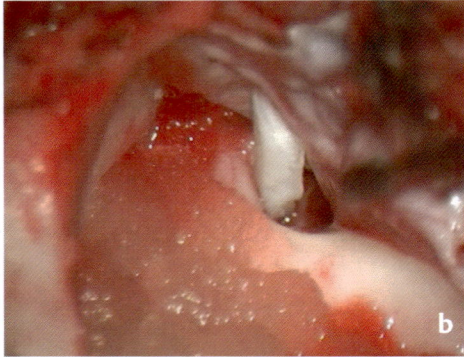

Fig. 13.9 (a, b) Confecção da columela longa. Um suporte vertical é criado a partir da cartilagem preservada do esporão do septo nasal. Uma ponta é afiada e pontiaguda, que será colocada na base do estribo e a outra tocará o neotímpano. Aqui, a columela longa é colocada na base do estribo e é sustentada com o Gelfoam®.

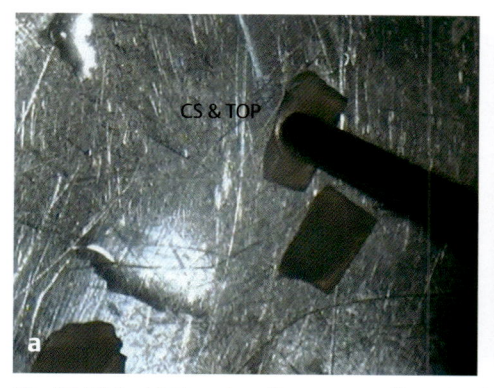 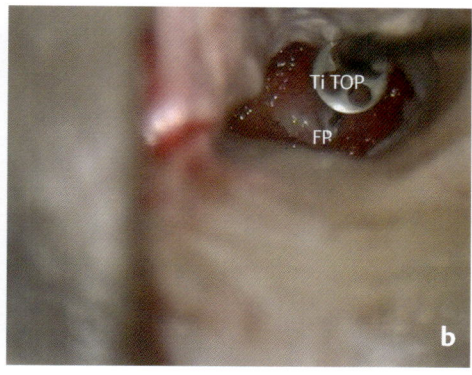

Fig. 13.10 (a, b) Quando colocamos a prótese total de titânio, colocamos a sapata de cartilagem medialmente e a capa de cartilagem lateralmente. Para a sapata de cartilagem, uma cartilagem em fatias finas é cortada no mesmo tamanho de uma ponta de aspirador de calibre 26 e colocada medialmente no eixo. É posicionada na base do estribo e apoiada por Gelfoam® e tecidos moles. Aqui, a prótese total de titânio (Ti) com a sapata de cartilagem é colocada na base do estribo móvel (orelha direita) depois que essa capa da cartilagem for colocada para que não haja contato direto entre a prótese e o neotímpano, o que reduz a chance de extrusão da prótese. CS, sapata de cartilagem; FP, platina; TOP, prótese.

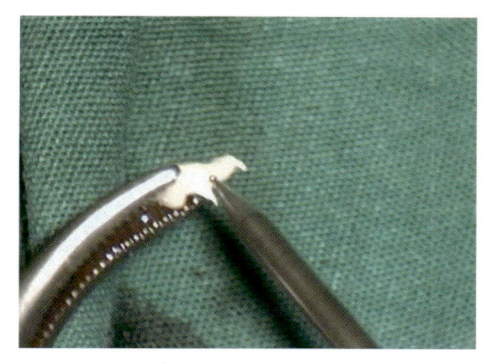

Fig. 13.11 Escultura da autobigorna. A bigorna é mantida com a pinça e a escultura é feita com uma broca de diamante de 0,6 mm.

14 Exploração da Mastoide

Tomada de Decisão

Não se preocupe com a abordagem, ou seja, de dentro para fora ou de fora para dentro antes de investigar a patologia.

A abordagem deve ser adequada à patologia. Aqui o autor irá discutir a maneira como é feita a abordagem da doença da mastoide. Existem diferentes abordagens. Todas levam ao mesmo objetivo: eliminação total da doença, preservação da audição e reconstrução da cavidade. Deve-se aprender cada abordagem, mas praticar a abordagem que melhor se adapte à sua mão. Deve-se executar a mesma abordagem repetidamente e tornar-se mestre do procedimento.

Na cirurgia de exploração da mastoide, nosso objetivo é:

1. Eliminação completa da doença.
2. Reconstrução da audição tanto quanto possível.
3. Reconstrução de cavidades.

Aspectos Mais Finos

- Posição do paciente.

- Infiltração de anestesia local.

- Incisão: Pós-aural.

- Dissecção de tecidos moles: Incisão curvilínea ao longo do sulco retroauricular próximo à espinha de Henle (ou suprameatal). Colocar uma incisão horizontal ao longo da borda inferior do músculo temporal e elevar o periósteo em todas as direções.

- Elevação do retalho timpanomeatal (TM) sem conchotomia da espinha de Henle até alguns milímetros (mm) lateralmente ao anel.

- É feita uma incisão da conchotomia aguda mais medialmente (perto do anel) do que a da timpanoplastia.

- A gaze é passada pela orelha externa e retirada por conchotomia; isso atuará como afastador anterior.

- Os afastadores autoestáticos de gancho 3/4 são colocados.

- A porção restante do retalho timpanomeatal junto com a membrana timpânica é elevada e colocada anteriormente.

- A folha de cobertura da sutura categute é cortada em pequenos pedaços colocados sobre o retalho TM para protegê-lo da broca rotativa.

- Aqui, sempre tentar preservar o nervo corda do tímpano. Se não for possível, tentar cortar com uma tesoura de Belucci mantendo alguns milímetros à medida que emerge do canalículo posterior. Isso funcionará como um marco cirúrgico durante o broqueamento do quadrante posterossuperior.

Remoção da Doença

- Iniciar com a abertura da mastoide utilizando brocas cônicas grandes e peça ao assistente para colocar água lentamente, gota a gota, para que haja o acúmulo do osso cortical. Então, coletar com o elevador de Freer colocado na borda de uma tigela cirúrgica e instilar algumas gotas de ciprofloxacina. Deixar secar.

- Pegar uma broca comparativamente maior e iniciar o broqueamento no quadrante posterossuperior, região anterior do ático. Pode-se visualizar a cabeça do martelo e o corpo da bigorna, se presentes nesta fase.

- Se a bigorna estiver necrosada, remova-a. Seguir a doença posteriormente até o ângulo sinodural. Remover cada pedaço de colesteatoma e a granulação da região da dura-máter, do seio sigmoide e da região do ângulo sinodural.

- Às vezes, ocorre a lesão ou exposição da dura-máter. Se puder realizar a tomografia computadorizada de alta resolução (HRCT, do inglês *high-resolution computed tomography*) do osso temporal antes da cirurgia da mastoide, você pode visualizar e prever a lesão dural antes mesmo de observá-la. A lesão dural deve ser prevista de antemão. A dura-máter é inclinada anteriormente, ou seja, a altura reduz à medida que se aproxima da orelha média; essa anatomia deve ser sempre mantida em mente.

  ◊ Se houver tecido de granulação sobre a dura intacta, é possível removê-lo com a cauterização bipolar.

  ◊ Em caso de pequena ruptura dural sem otorreia com líquido cerebrospinal (LCS), não é necessário ser fechada. Mas se for > 1 cm, pode ser coberta com fáscia e uma fatia de cartilagem.

- Em caso de otoliquorreia, primeiro tentar localizar a fístula, em seguida fechá-la em três camadas — fáscia, cartilagem, fáscia. O autor usa a bipolar para deixar a superfície dural um pouco crua, então coloca a fáscia sob a brecha óssea que cobre a dura-máter cruenta. Em seguida, o autor insere uma fatia fina de cartilagem (alguns milímetros maior que o espaço no osso) entre a fáscia e o defeito ósseo e, finalmente, novamente uma camada de fáscia em cima dele. Essa montagem robusta é suportada por Surgicel e até o remendo de músculo ou retalho pediculado de músculo temporal.

- A limpeza do ângulo sinodural é muito importante, pois é um sítio para doença residual, e o ângulo sinodural deve ser aberto o mais amplamente possível. Pequenos pedaços de tecido de granulação devem ser removidos com broca de diamante.

- A limpeza do seio sigmoide é outra etapa importante. A perfuração com uma grande broca de diamante ao se aproximar do seio sigmoide é um truque importante para evitar a lesão do seio. Se você puder realizar a HRCT do osso temporal antes da cirurgia, é possível antecipar a deiscência do seio sigmoide de antemão. Às vezes, se o tecido de granulação estiver aderido à parede do seio deiscente, então há probabilidade de ocorrência de ruptura do seio. Não entre em pânico. Colocar um pedaço grande de gaze e manter a pressão e enquanto isso providenciar o Surgicel®. Não colocar pequenos pedaços de AbGel dentro do seio aberto. Levar o pedaço de Surgicel® e colocar uma extremidade no seio e a outra extremidade entre o osso e parede sinusal, e aguardar algum tempo. Colocar um tampão de gaze sobre ele e aguardar mais alguns minutos. O sangramento vai parar. Então, prossiga para outras áreas.

- Agora continue o procedimento no muro do nervo facial. É o osso da parede posterior e inferior do meato acústico externo situado lateralmente ao nervo facial vertical. O autor o broqueia com uma grande broca de diamante para diminuir o muro do facial. Nesse ponto, ele afina o muro junto com o seu abaixamento. O broqueamento deve continuar no canal externo profundo próximo ao anel para que o recesso facial e o hipotímpano sejam abertos. Deve-se ter em mente que o nervo facial eleva apenas alguns milímetros do segundo joelho ao forame estilomastóideo. Outro marco anatômico é o canal semicircular lateral (LSCC, do inglês *lateral semicircular canal*); o nervo facial situa-se anterior e medial ao LSCC na região do segundo joelho. Mantendo esses pontos de referência anatômicos em mente, o muro do facial é abaixado para que a orelha média e a cavidade mastoidea tornem-se uma única cavidade.

- Agora nossa atenção está voltada para o LSCC. Às vezes, a fístula é observada no LSCC. O teste da fístula pode provocar vertigem ou tontura e nistagmo no paciente com fístula no LSCC. A HRCT pode detectá-la antes da cirurgia. O tecido de granulação ou o colesteatoma ao redor ou acima da fístula é descascado suavemente junto com abundante irrigação com solução de Ringer Lactato. Esta etapa deve ser realizada ao final do procedimento. Após a remoção da doença, é possível ver se a camada de endósteo está intacta ou não. Deve ser coberta por fáscia e cartilagem. O autor coloca o pó de osso ao redor para que a fístula seja coberta adequadamente.

- Desde os nossos primeiros anos, aprendemos sobre a paralisia facial como a temida complicação da cirurgia da mastoide. Criou-se um dogma em nossa mente, mas acredite no autor, o nervo facial é nosso amigo e guia, não inimigo. É um dos marcos anatômicos mais consistentes na cirurgia da mastoide. A deiscência do nervo facial na parte horizontal e no segundo joelho é bastante comum. A granulação sobre a parte horizontal do nervo facial deve ser dissecada com instrumento contundente com grande cautela. O processo cocleariforme atua como guia para o nervo facial horizontal. Às vezes, o tecido de granulação adere intimamente com os nervos faciais verticais. Aqui também a dissecação deve estar ao longo do trajeto do nervo facial com grande cuidado em maior ampliação.

- Lidar com os ossículos é uma etapa muito importante na cirurgia da mastoide. O autor tenta preservar a cabeça do martelo o mais longe possível para manter um arcabouço para a reconstrução do ático. Às vezes, quando a doença se estende medialmente à cabeça do martelo, então, essa região deve ser removida. Pode-se cortar o músculo tensor do tímpano no processo cocleariforme e girar o martelo lateralmente para ganhar acesso medial aos ossículos.

  ◊ Se a bigorna estiver necrosada > 10 a 15% na região do processo lenticular, é melhor removê-la. Em seguida, planejar a ossiculoplastia consequentemente na fase final da cirurgia.

- O tecido de granulação sobre o estribo deve ser dissecado da direção posterior para anterior. É preciso lembrar-se das diferentes pregas mucosas ao redor do estribo durante essa etapa. Após a remoção da doença, haverá duas situações — presença ou não da supraestrutura do estribo. Nós temos que planejar a ossiculoplastia dependendo da situação.

- A remoção de doença do recesso facial e seio timpânico é um passo importante para reduzir a chance de doença residual. Ao afinar o muro do facial, a parede lateral do recesso facial é removida, dando acesso total a essas regiões. No caso do seio timpânico muito profundo (Grau II/III), o uso do endoscópio angulado pode ajudar.

- Após a remoção completa da doença, o autor usa uma grande broca de diamante para polir as bordas ósseas de modo que não haja angulação acentuada e a cavidade fique lisa.

Reconstrução da Audição

Veja a seção sobre ossiculoplastia.

Reconstrução da Cavidade

- Primeiramente, realizar a meatoplastia — É uma etapa muito importante para a vigilância futura e, assim, reduzir a chance de recorrência. O autor segue uma técnica simples. Primeiro, uma incisão vertical pelo meato acústico externo em direção à concha por alguns milímetros (mm). Então, dissecar a cartilagem conchal do lado do meato. Agora, do lado pós-aural, a incisão em forma de "T" é realizada encontrando a incisão anterior. A remoção da cartilagem do meato acústico externo inferior (que é espessa) é muito importante para reduzir o recuo da cartilagem. Em seguida, suturar ambos os retalhos, evertendo a pele com Vicryl®/categute. É suturada inferiormente ao tecido mole perto da ponta e superiormente ao músculo temporal. Assim, cria-se uma meatoplastia bem revestida de pele e de tamanho adequado.

- Reduzir a profundidade da cavidade pelo pó de osso em ângulo sinodural, área da ponta ou outras áreas de fendas profundas.

- Em seguida, a camada de cartilagem, retirada da incisão da meatoplastia, é colocada sobre o pó de osso para manter a altura da região do ático.

- O enxerto é colocado sobre ele e o retalho TM é reposicionado sobre ele, e uma grande peça de Gelfoam® seco é colocada na parte anterior da região do anel. A seguir, o enxerto de fáscia e o retalho TM são novamente elevados e a ossiculoplastia é realizada. A orelha média é suavemente coberta com pequenos pedaços de Gelfoam® embebidos em ciprofloxacina. O enxerto e o retalho TM são reposicionados.

- Retalho de pedículo muscular: O retalho de pedículo de meia espessura do músculo temporal com base posterior ou anterior é elevado e colocado no enxerto. Na minha série, descobri que esta etapa é muito útil para reduzir o tamanho da cavidade e depois fornecer uma aparência quase normal à cavidade.

- Alguns pedaços de Gelfoam® embebidos em antibiótico são administrados sobre esse enxerto muscular–retalho TM. No final, a orelha é coberta com uma compressa de gaze em rolo preenchida com pasta de parafina com bismuto e iodofórmio (BIPP, do inglês *bismuth iodoform paraffin paste*) e a ferida é fechada com monofilamento 3–0.

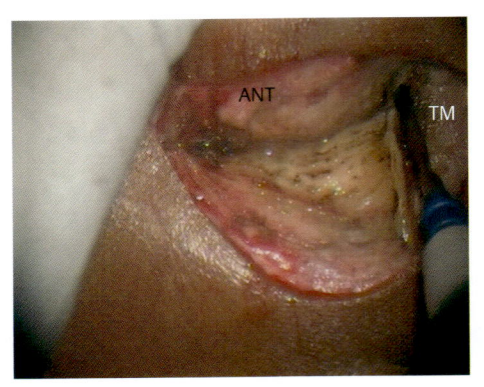

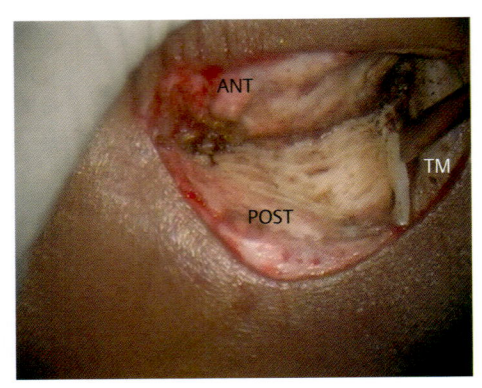

Fig. 14.1 Exploração da mastoide da orelha esquerda. Incisão curvilínea do periósteo e incisão horizontal do periósteo na linha temporal. ANT, anterior; TM, músculo temporal.

Fig. 14.2 O elevador de periósteo é usado para levantar o músculo temporal e o músculo auricular posterior. ANT, anterior; POST, posterior; TM, músculo temporal.

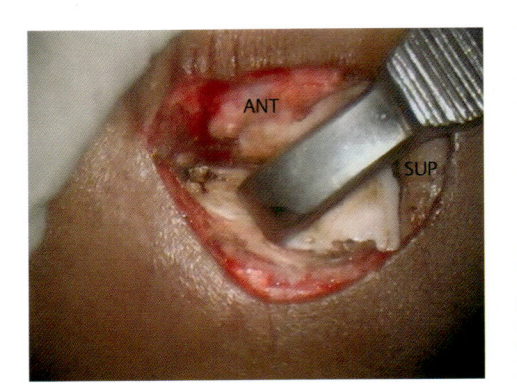

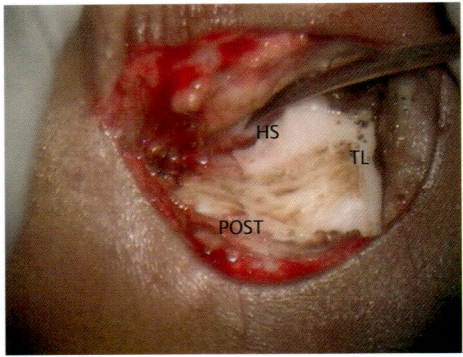

Fig. 14.3 O elevador periosteal Farabeuf é utilizado para levantar o retalho musculoperiosteal posterior. ANT, anterior; SUP, superior.

Fig. 14.4 Agora, usando o elevador de Freer, a pele do canal posterior é elevada do osso do canal posterior a partir da espinha de Henle ou suprameatal (HS). Aqui, a elevação deve ir para a parede superior do canal e para a parede posteroinferior do canal. Deve-se seguir medialmente até o anel no caso de exploração da mastoide para que grande quantidade de pele do canal posterior seja preservada. POST, posterior; TL, linha temporal.

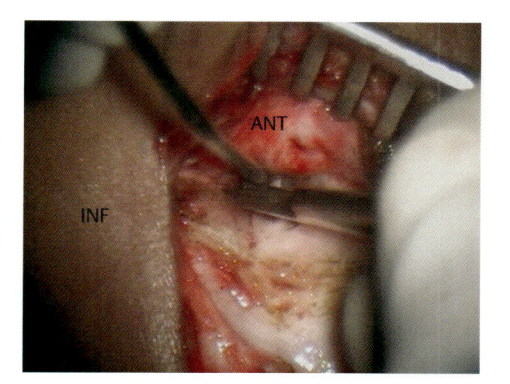

Fig. 14.5 A incisão da concha é feita com bisturi o mais medialmente possível próximo ao anel. ANT, anterior; INF, inferior.

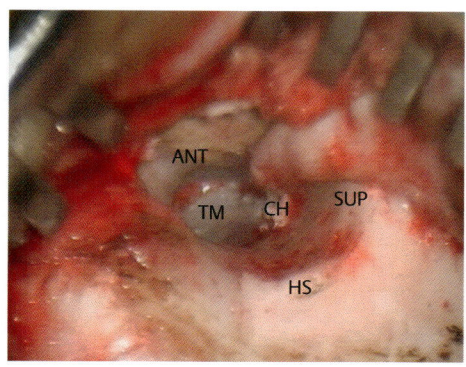

Fig. 14.6 Depois que a incisão da concha estiver completa, os retratores autoestáticos da mastoide são colocados. Observa-se o colesteatoma (CH) na região do ático e a *pars tensa* intacta da membrana timpânica (TM), espinha de Henle ou suprameatal (HS). ANT, anterior; SUP, superior; TM, membrana timpânica.

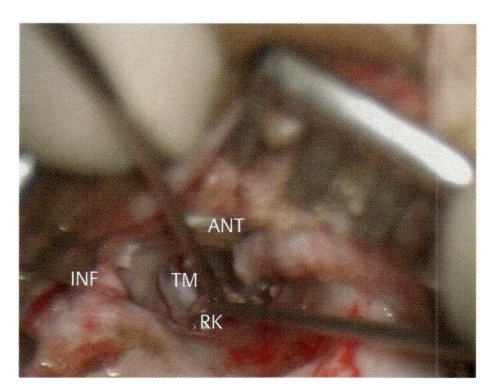

Fig. 14.7 A pele do canal profundo (apenas alguns milímetros medial à incisão da concha) é elevada com bisturi de conduto (RK) e aspiração. ANT, anterior; INF, inferior; TM, membrana timpânica.

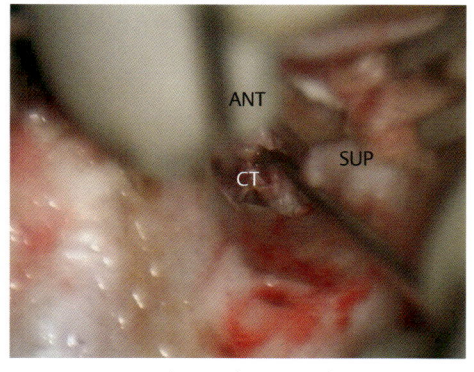

Fig. 14.8 Dissecção aguda no quadrante posterossuperior para expor a corda do tímpano (CT) e o autor tentará preservá-la. ANT, anterior; SUP, superior.

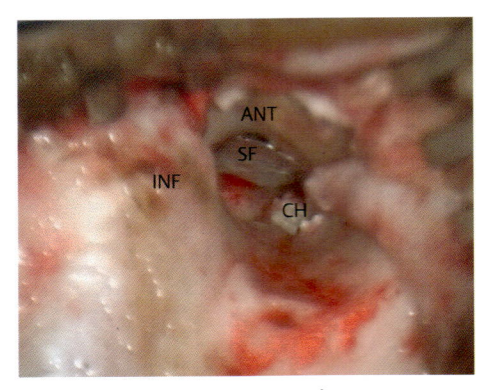

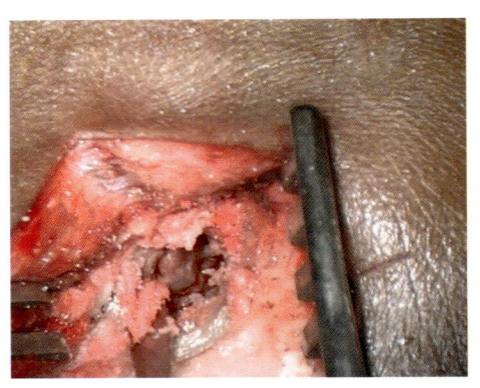

Fig. 14.9 Após a dissecção completa, a *pars tensa* intacta é dobrada anteriormente e protegida com lâmina de sutura (SF). É um passo importante para proteger a membrana timpânica de brocas rotativas durante o broqueamento. ANT, anterior; CH, colesteatoma; INF, inferior.

Fig. 14.10 O broqueamento começou no osso cortical. O pó de osso é coletado com o elevador de Freer e mantido ao lado de uma tigela cirúrgica.

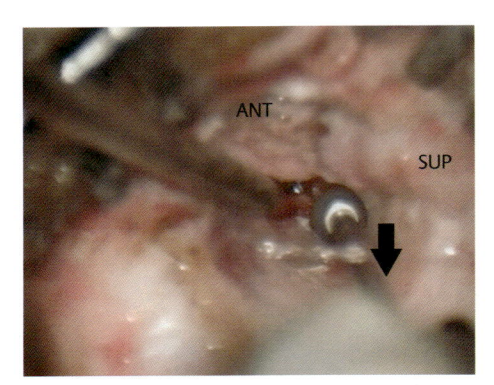

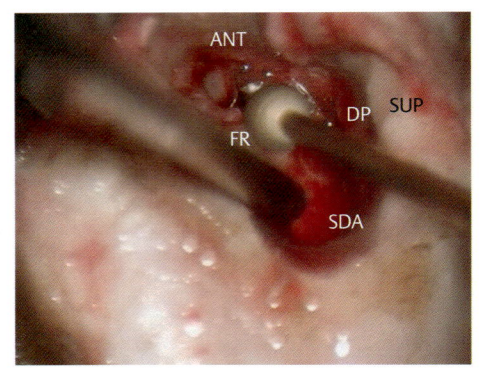

Fig. 14.11 Após a canaloplastia, uma grande broca de corte é usada para broquear a parede óssea posterossuperior perto do anel. Esse broqueamento de dentro para fora é feito de modo medial para lateral. ANT, anterior; SUP, superior.

Fig. 14.12 A doença é seguida posteriormente até a região do ângulo sinodural (SDA). A dura-máter (DP) é delineada superiormente e uma grande broca de diamante é usada para baixar o muro do facial (FR). ANT, anterior; SDA, ângulo sinodural; SUP, superior.

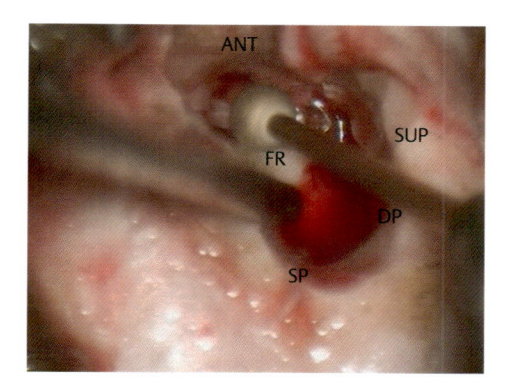

Fig. 14.13 O broquemaneto do muro facial (FR) pelo lado do canal é realizada. É conhecido como abaixamento do muro facial. Esta etapa também abre o recesso facial e o seio timpânico.
ANT, anterior; DP, placa dural; SP, placa sinusal; SUP, superior.

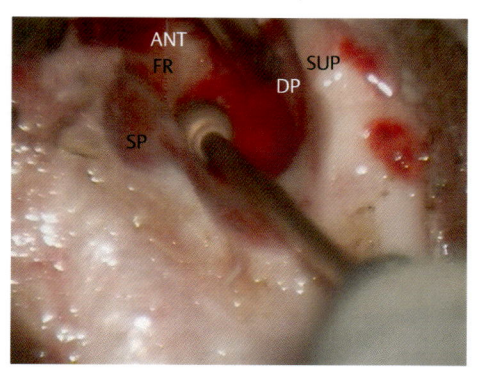

Fig. 14.14 Broqueamento na face inferior do seio sigmoide (SP). Observar a mudança de cor da região do seio sigmoide. Este é um seio que repousa ligeiramente para a frente. Às vezes, a mucosa alterada ou a granulação é notada sob a superfície do seio e da região sinodural.
ANT, anterior; DP, placa dural; FR, muro facial; SUP, superior.

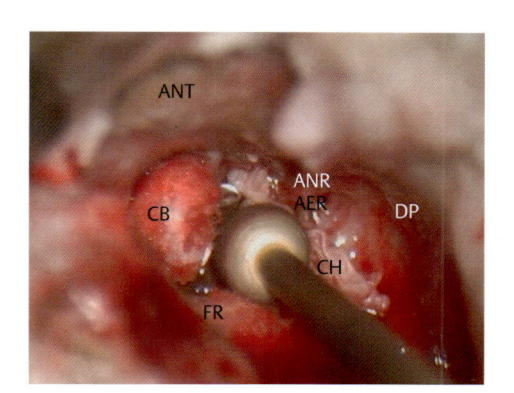

Fig. 14.15 Broqueamento adicional do muro facial (FR) para abrir a região do seio timpânico. A bola de algodão (CB) é usada para dissecar o colesteatoma (CH) da parede medial. O recesso epitimpânico anterior (AER) é eliminado do colesteatoma. A incisura anterior de Rivinus (ANR) é observada. ANT, anterior; CB, bola de algodão; CH, colesteatoma; DP, dura-máter.

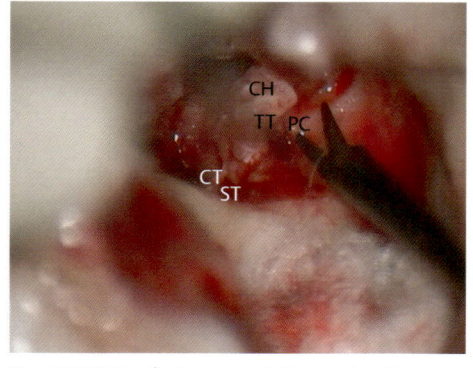

Fig. 14.16 O colesteatoma é dissecado. O tensor do tímpano (TT) é cortado no processo cocleariforme (PC) para que o martelo que estava emaranhado dentro da matriz possa ser removido. CH, colesteatoma; TC, corda do tímpano; ST, seio timpânico.

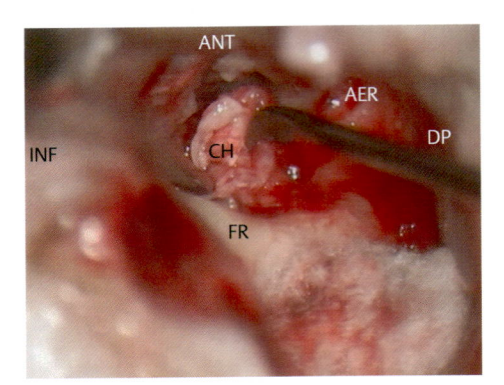

Fig. 14.17 Dissecção adicional com bisturi removendo o colesteatoma (CH) da supraestrutura do estribo. AER, recesso epitimpânico anterior; ANT, anterior; DP, dura-máter; FR, muro facial; INF, inferior.

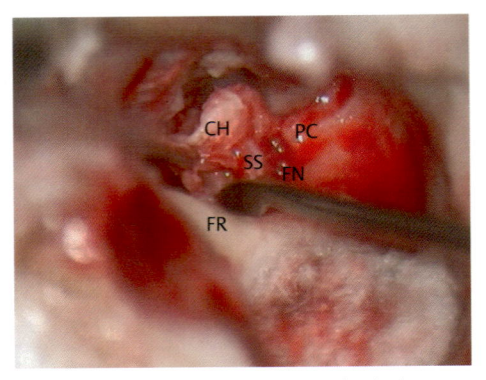

Fig. 14.18 A supraestrutura do estribo (SS) agora está visível. O colesteatoma (CH) é delicadamente retirado da SS. FN, nervo facial horizontal; FR, muro facial; PC, processo cocleariforme.

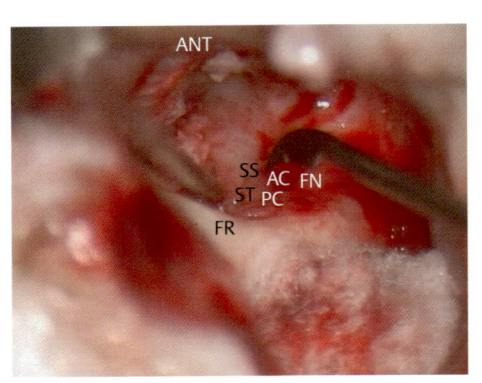

Fig. 14.19 Remoção do colesteatoma. É possível observar claramente o estapédio (St), *crura* posteriores (PC), *crura* anteriores (AC), cabeça do estribo, nervo facial (FN, do inglês *facial nerve*), muro facial (FR).

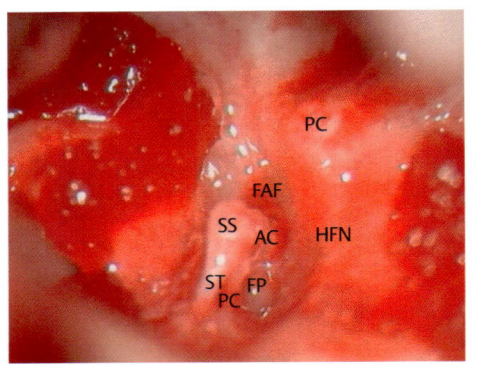

Fig. 14.20 Uma visão mais próxima do estribo. É possível visualizar a base do estribo (FP), o estapédio (ST), *crura* posteriores (PC), *crura* anteriores (AC), o nervo facial horizontal (HFN), o processo cocleariforme (PC) e a *fissula ante fenestram* (FAF).

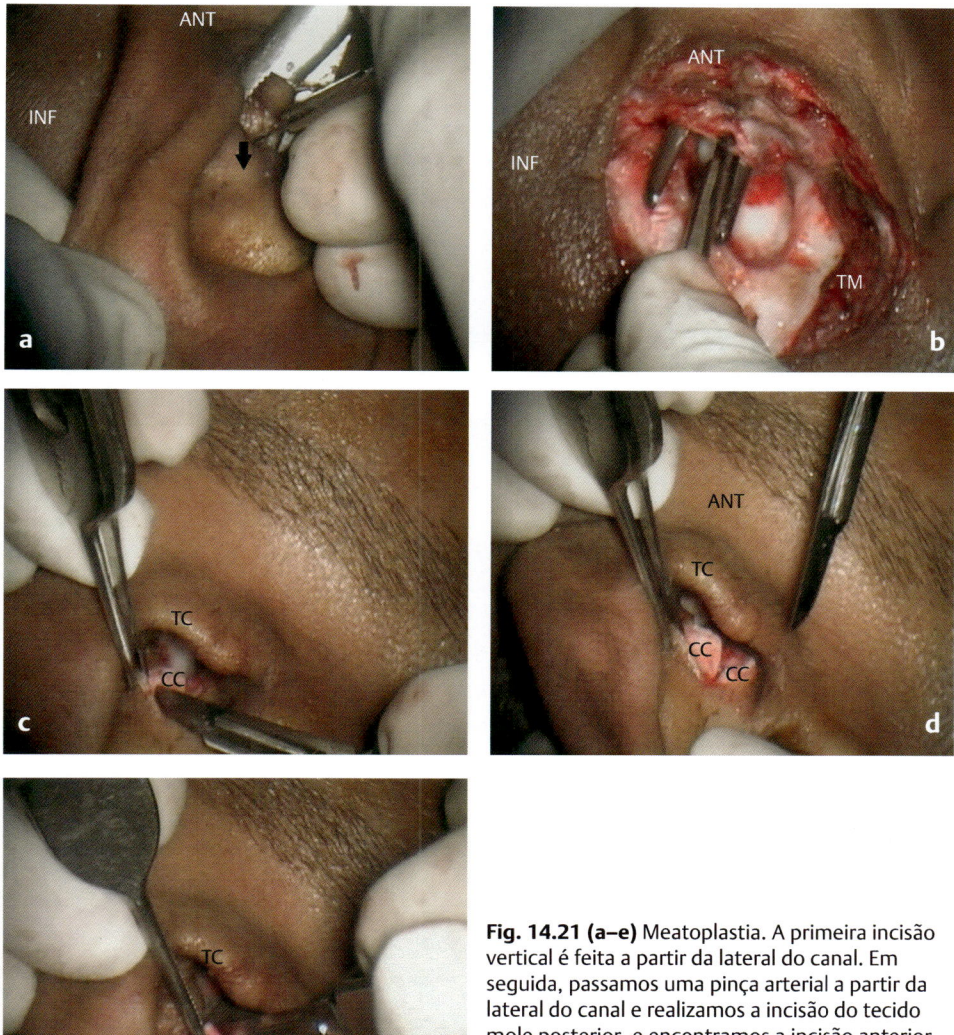

Fig. 14.21 (a–e) Meatoplastia. A primeira incisão vertical é feita a partir da lateral do canal. Em seguida, passamos uma pinça arterial a partir da lateral do canal e realizamos a incisão do tecido mole posterior, e encontramos a incisão anterior. A cartilagem conchal (CC) é exposta do lado do canal por dissecção aguda. A cartilagem conchal é removida dessa maneira. ANT, anterior; INF, inferior; TC, cartilagem tragal.

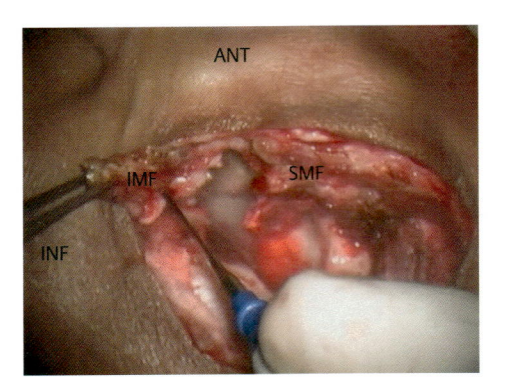

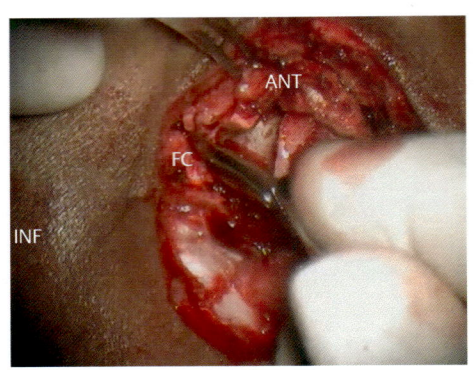

Fig. 14.22 Agora, do lado posterior, dois retalhos — retalho do meato inferior (IMF) e retalho do meato superior (SMF) — são criados. ANT, anterior; INF, inferior.

Fig. 14.23 Com dissecção precisa, a cartilagem do assoalho (CF) do canal externo cartilaginoso é extirpada e removida. Este é um passo importante para diminuir o recuo dessa cartilagem. Esta etapa evita o estreitamento do meato no futuro. ANT, anterior.

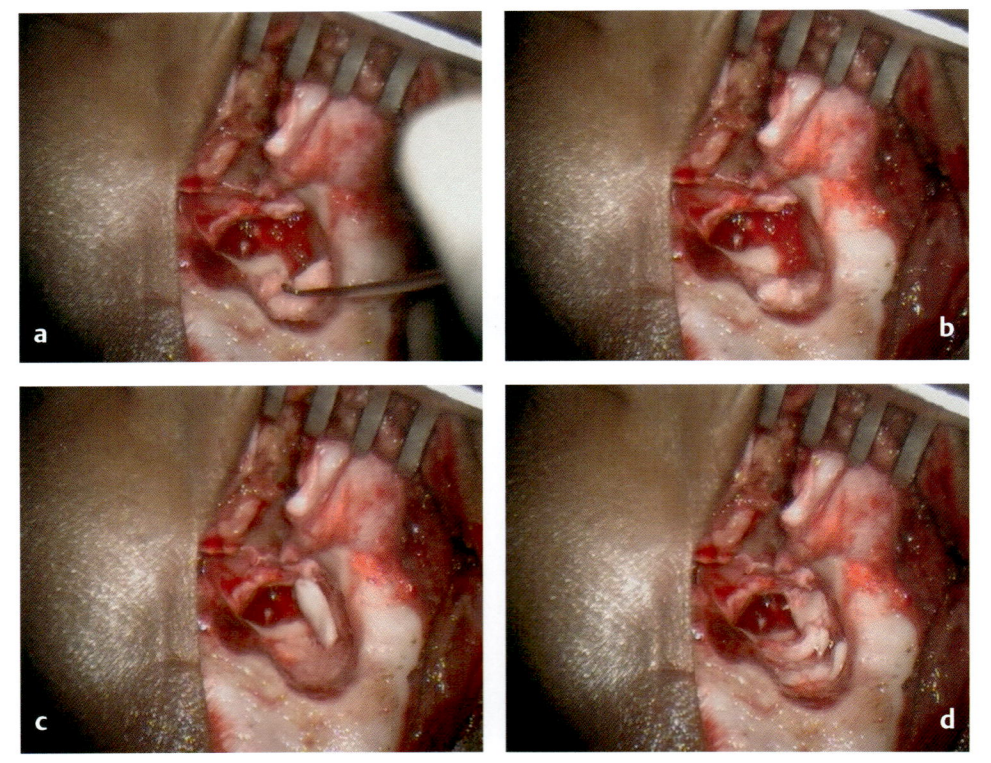

Fig. 14.24 (a–d) Reconstrução da cavidade mastóidea. O pó de osso é colocado na cavidade mastóidea para reduzir o seu tamanho. Em seguida, uma camada de cartilagem colhida da região conchal é colocada sobre ela. A colocação da cartilagem é feita para manter a altura do ático também no ângulo sinodural e na região do seio sigmóideo.

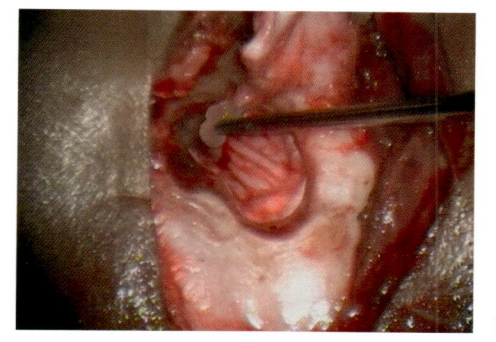

Fig. 14.25 Colocação do enxerto.

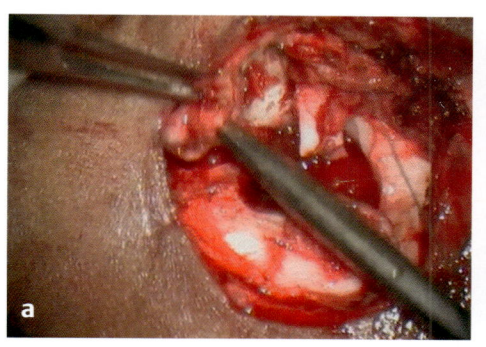

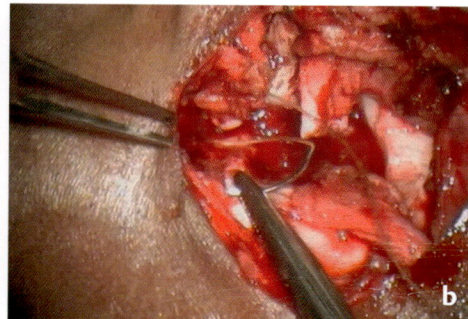

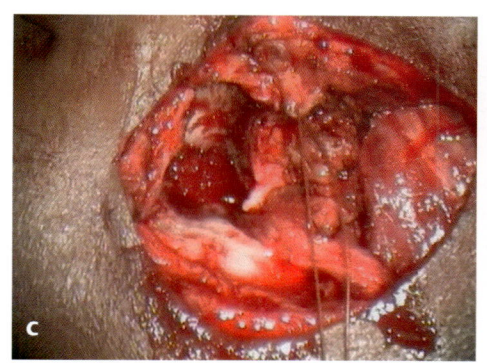

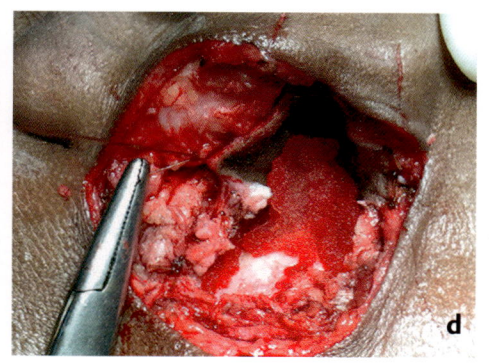

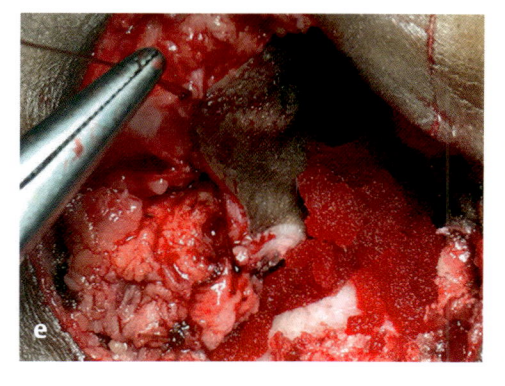

Fig. 14.26 (a–e) Sutura da meatoplastia. O autor realiza a sutura dos retalhos da meatoplastia com categute 3-0. Primeiramente, o retalho no meato inferior é fixado com o tecido mole perto da região da ponta. O retalho no meato superior é suturado com o músculo temporal. A pele do canal é suturada com o tecido mole para que a pele do canal seja evertida e revestida na meatoplastia.

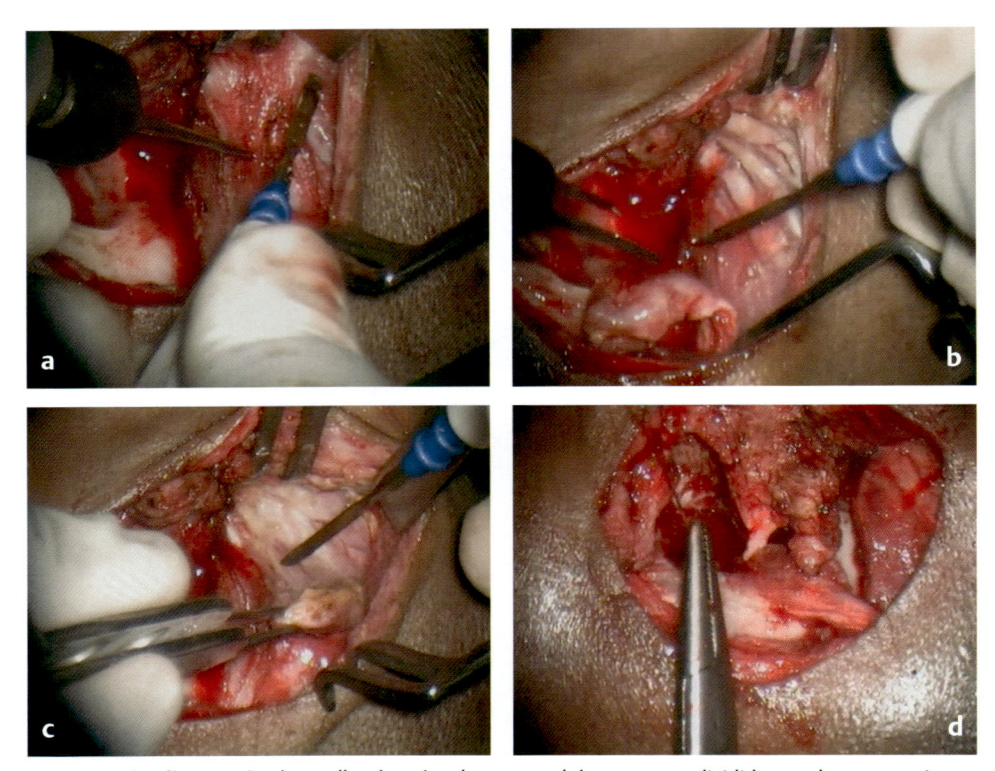

Fig. 14.27 (a–d) A criação de retalho de músculo temporal de espessura dividida com base posterior foi realizada para obliterar a cavidade mastóidea. O músculo temporal de meia espessura é elevado e rotacionado mantendo uma base posterior. A metade da espessura do músculo temporal é mantida em seu espaço original para evitar o esvaziamento da região supra-auricular.

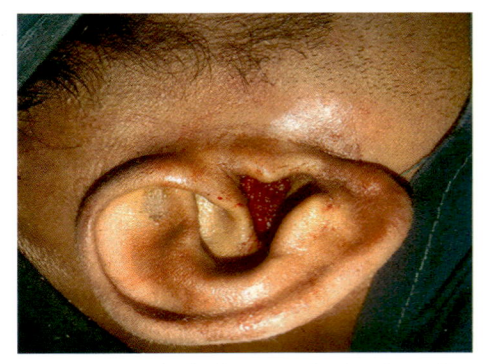

Fig. 14.28 Resultado da meatoplastia adequada. A meatoplastia deve ser adequada para a cavidade resultante.

14.1 Situações Especiais

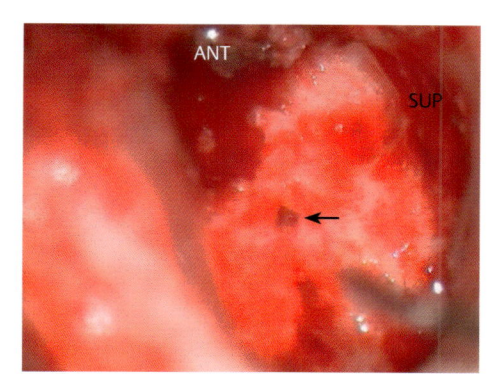

Fig. 14.1.1 Exploração da mastoide. Nota-se pequena fístula no canal semicircular lateral (*seta*). ANT, anterior; SUP, superior.

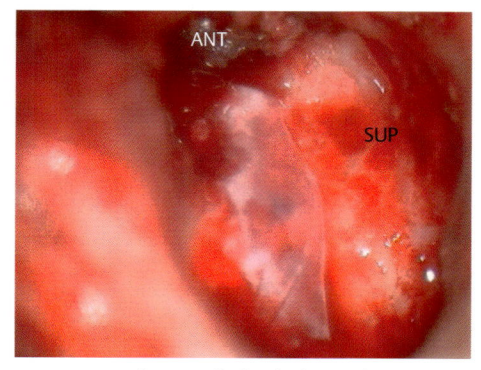

Fig. 14.1.2 Cobertura da fístula do canal semicircular lateral (LSCC) primeiramente com um pequeno pedaço de fáscia. ANT, anterior; SUP, superior.

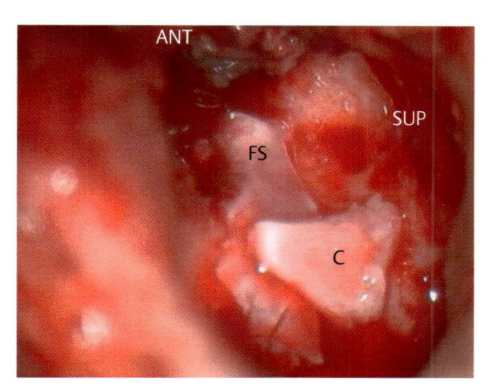

Fig. 14.1.3 Em seguida, é reforçado com a cartilagem contendo pericôndrio. ANT, anterior; C, cartilagem; FS, fáscia; SUP, superior.

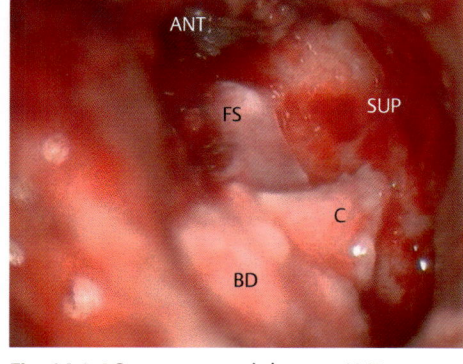

Fig. 14.1.4 Suporte com pó de osso. ANT, anterior; BD, pó de osso; C, cartilagem; FS, fáscia; SUP, superior.

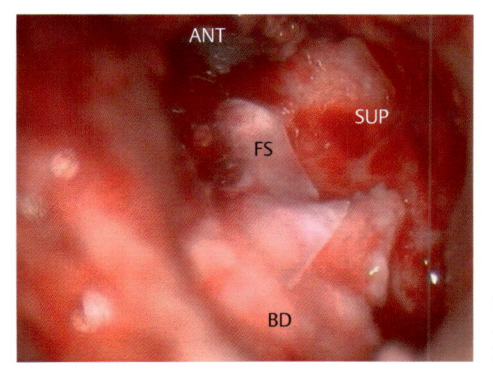

Fig. 14.1.5 Por fim, novamente uma fáscia no topo dela. (ANT, anterior; BD, pó de osso; FS, fáscia; SUP, superior).

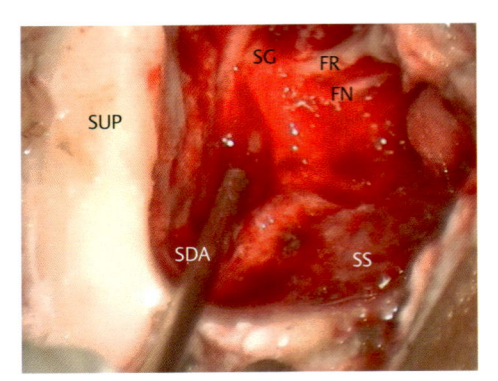

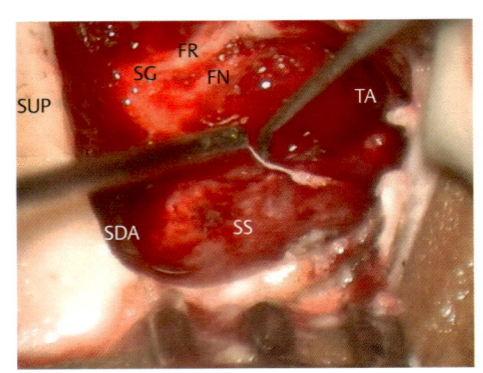

Fig. 14.1.6 Exploração da mastoide do lado direito em paciente com otite média crônica colesteatomatosa complicada com paralisia facial de longa data. Todo o comprimento do seio sigmoide (SS) é deiscente. A parte vertical do nervo facial (FN) é exposta inferiormente ao muro facial (FR) (SDA, ângulo sinodural; SUP, superior; SG, segundo joelho do nervo facial).

Fig. 14.1.7 Pedaços pequenos da matriz do colesteatoma são retirados suavemente do seio sigmoide deiscente (SS). FN, nervo facial deiscente (parte vertical); FR, muro do facial; SDA, ângulo sinodural; SG, segundo joelho do nervo facial; TA, área da ponta.

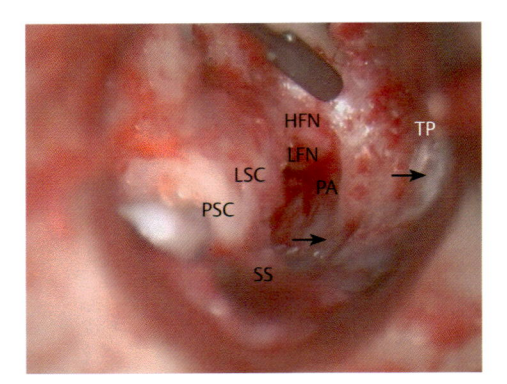

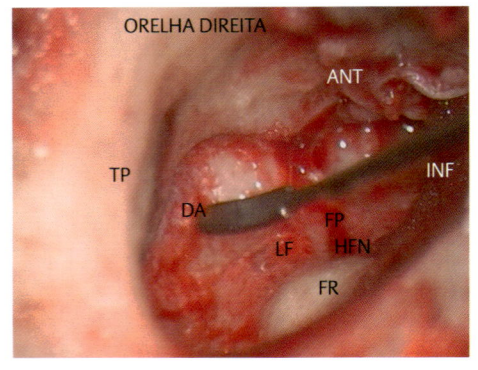

Fig. 14.1.8 Um caso de colesteatoma do ápice petroso (orelha esquerda). Após a remoção completa do colesteatoma, é possível visualizar o seio sigmoide (SS) deiscente, o nervo facial horizontal (HFN rotacionado sobre si mesmo no 1º joelho e formando o segmento labiríntico do nervo facial (LFN). Notam-se também o canal semicircular lateral (LSCC) e o canal semicircular posterior (PSCC). O tégmen timpânico (TP) é erodido em diferentes (*setas*) locais.
PA, ápice petroso.

Fig. 14.1.9 Exploração da mastoide direita. A deiscência dural é observada na região do tégmen timpânico (TP); fístula do canal semicircular lateral (LSCC) (LF); a supraestrutura do estribo está ausente, portanto, a base do estribo (FP) é visível; o nervo facial horizontal deiscente (HFN) também é observado. ANT, anterior; DA, deiscência dural; FR, muro facial; INF, inferior; POST, posterior.

15 Cirurgia do Estribo

Tomada de Decisão

Idade do paciente: Se a idade do paciente for inferior a 15 anos, suspeite de outra patologia além da otosclerose. Se a idade for superior a 60 a 65 anos, deve-se discutir o prognóstico reservado no ganho auditivo.

Perda auditiva: Teste do diapasão; BC > AC (BC e AC do inglês, *bone-conduction e air-conduction*) (condução óssea é melhor do que a condução aérea) é o critério mais importante. A cirurgia é indicada se a audiometria de tom puro (PTA) é a perda auditiva condutiva pura ou mista com componente condutivo principal. A cirurgia é contraindicada na perda auditiva neurossensorial pura (SNHL) ou perda auditiva mista (MHL) com componente sensorial principal.

O grande *gap* aero-ósseo corresponde à quantidade de fixação da platina. A quantidade de SNHL corresponde à quantidade de acometimento coclear.

Índice de discriminação da fala (SDS): Baixo SDS é uma contraindicação para cirurgia, pois o ganho auditivo não será satisfatório após a cirurgia.

Consentimento Informado

Sempre mencione outras opções de tratamento, ou seja, aparelho auditivo. Deve-se definitivamente discutir a porcentagem de melhora auditiva, chance de perda auditiva permanente, porcentagem de vertigem e paralisia facial como complicações pós-operatórias. O cirurgião deve mencionar que essa cirurgia é para melhorar a audição, não para melhora do zumbido, no termo de consentimento.

Incisão Endaural

Geralmente, o autor prefere a incisão endaural e, em seguida, insere o espéculo endaural de autorretenção.

Incisão do Meato Acústico

A incisão do meato é a mesma da timpanoplastia, mas não estendida em sua parede anterior. Para a orelha direita, a incisão é feita nas posições de 1 a 5 horas, na parte média a 10 mm de distância do anel e nas extremidades indo até 5 mm para o anel. A extensão anterior da incisão é anterior ao martelo, tendo em mente a rara possibilidade de anquilose martelo-bigorna. Inferiormente, a incisão se estende até a janela redonda.

Elevação do Retalho TM

Elevar suavemente o retalho TM com a ajuda de bisturi circular e Gelfoam® embebido em adrenalina. Deve ser feita simultaneamente em todas as áreas. Em seguida, alcançar o anel e levantar suavemente a mucosa da orelha média.

Entrada na Orelha Média

Gentilmente com a foice/agulha, entrar na orelha média fazendo um pequeno corte na camada mucosa e, depois, estendê-la superior e inferiormente. Colocar o Gelfoam® embebido em xilocaína a 4% na orelha média por um determinado tempo.

Manejo do Nervo Corda do Tímpano

Durante a abertura do espaço na orelha média, a dissecção adequada e a preservação do nervo corda do tímpano são importantes. O autor tem notado que a lesão desse nervo na doença crônica da orelha não produziu mudança de paladar, mas, em casos otosclerósticos, causa muito desconforto. No entanto, em alguns casos raros em que o espaço é muito pequeno, é preciso cortar bem esse nervo para conseguir o acesso.

Verificação da Mobilidade Ossicular

Após a elevação do retalho TM, o martelo não deve ser desnudado; colocar uma agulha logo abaixo do processo lateral e um impulso medial discreto produzirá movimento martelo-bigorna. Agora, empurrar suavemente próximo ao processo lenticular da bigorna e visualizar se há algum movimento da platina.

Saliência Óssea Posterossuperior (Parede Lateral do Ático)

A parede lateral do ático deve ser broqueada ou curetada.

O autor prefere fazê-lo com a cureta de House. O movimento da cureta deve ser da posição medial para lateral e de cabeça para baixo. Pequenos pedaços de osso devem ser removidos de cada vez. A remoção de pedaços grandes deve ser evitada. A extensão da remoção deve ser de modo que seja possível visualizar parte do ramo longo, e o nervo facial horizontal superiormente e a base da eminência piramidal posteriormente.

Esta etapa também pode ser feita com a broca cirúrgica, *skeeter* etc. Deve-se tomar extremo cuidado de modo que a cureta não toque na bigorna enquanto remove o osso. Isso pode causar hipermobilidade da bigorna.

Medição

Uma haste de medição é colocada sobre a platina. Observar qual pico está na superfície inferior do ramo longo da bigorna. Antes da cirurgia, medir a distância entre o pico distante e os picos de medição com o paquímetro, de modo que essa medida exata possa ser observada. Agora, adicionar 0,5 mm (0,25 mm — espessura da platina +0,25 mm na endolinfa) com o comprimento mensurado para o comprimento exato do pistão. Levar o pistão de politetrafluoretileno (PTFE)/teflon® para medicação e corte com nova lâmina afiada de n° 15. Então coloque a agulha curva através da alça do pistão e dilate-o.

Fenestração (Abertura) de Controle

Agora fazer uma fenestração de controle com perfurador de estribo de 0,3 mm na parte posterior da platina. Segurar o perfurador entre o polegar e dedo indicador; não tocar no ramo longo da bigorna ao fazer esta etapa. Colocar a ponta do perfurador na platina e girá-lo suavemente entre o polegar e o indicador. A perda repentina de resistência marcará a abertura da platina.

Aumentar gradualmente o tamanho da fenestra colocando o perfurador de 0,5, 0,6 mm pela fenestra. Em todas essas etapas, não aplicar pressão na platina.

Então segurar o pistão em sua alça com a pinça de retenção do pistão, com ambos deitados quase na mesma linha ou em um ângulo de 135 graus.

Empurrar suavemente a extremidade inferior do pistão através da fenestra e simultaneamente deslizar a alça em torno do ramo longo da bigorna. Agora, com uma pinça de grampeamento, prender a alça da prótese delicadamente.

Desarticulação da Articulação Incudoestapediana

A articulação incudoestapediana (ISJ) está desarticulada com o bisturi afiado de articulação ou palheta afiada em ângulo reto, entrando na articulação pelo lado do promontório, ou seja, inferiormente.

Primeiro, remover suavemente uma cobertura mucosa e depois entrar na articulação e, com movimento de corte, desarticular a ISJ.

Corte do Tendão do Músculo Tensor do Estapédio

O tendão do músculo tensor do estapédio é cortado com a tesoura perto da origem da eminência piramidal.

Corte das Crura Posterior e Anterior

Com a cureta pequena e afiada em ângulo reto, as crura posteriores são cortadas, próximas a sua base, e o mesmo é aplicado para as crura anteriores. Como as crura anteriores são finas, podem ser facilmente rompidas. Agora toda a supraestrutura do estribo é empurrada em direção ao promontório e gentilmente retirada com uma pinça.

A pequena gordura do lóbulo da orelha colhida anteriormente e lavada com solução salina é mantida próximo à janela. Reposicionar o retalho TM e colocar pequenos pedaços de Gelfoam® embebido em ciprofloxacina em posição lateral ao retalho TM. A ferida é fechada com monofilamento 3–0.

Estapedectomia

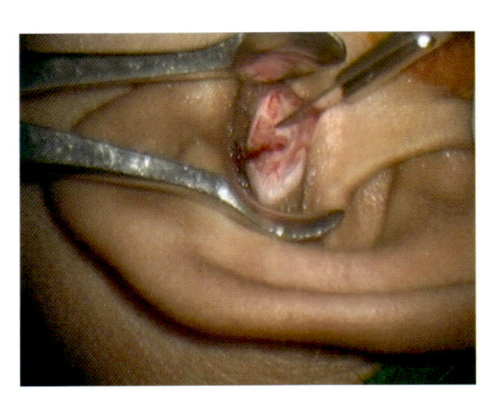

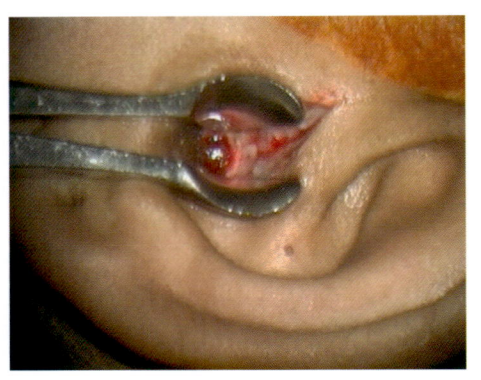

Fig. 15.1 Orelha esquerda — a incisão endaural está em andamento através da incisura terminal.

Fig. 15.2 Um Gelfoam® de adrenalina é colocado no meato acústico externo profundo para que o sangue da incisão endaural não atinja a membrana timpânica.

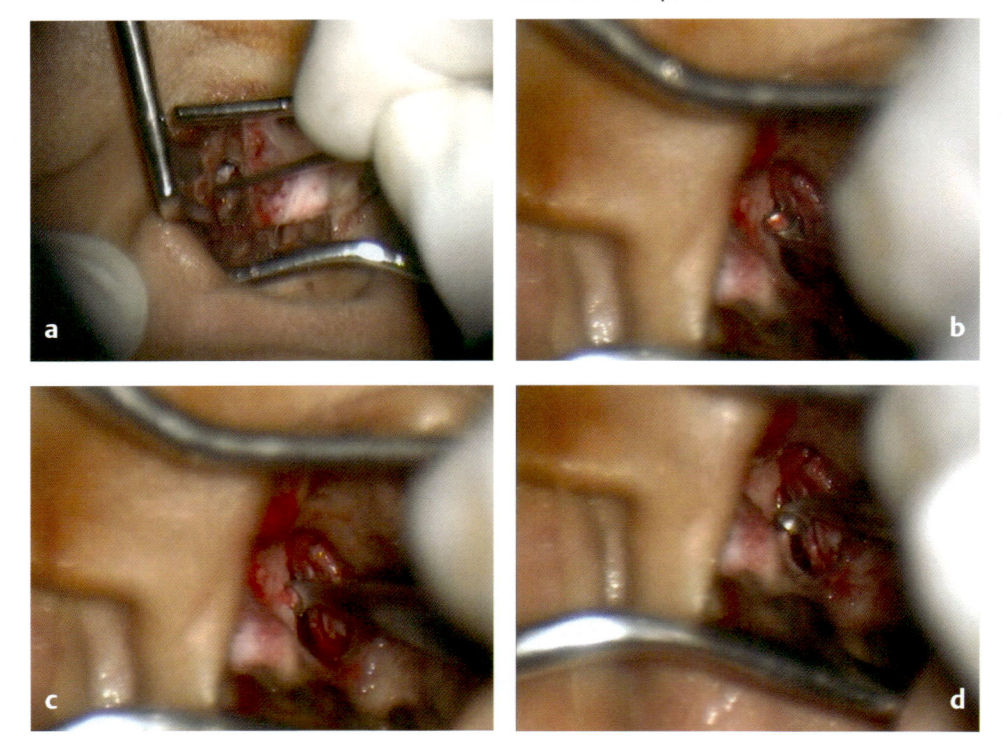

Fig. 15.3 (a) Elevação do retalho timpanomeatal com bisturi circular da posição de 11 horas para 5 horas. **(b–d)** A parede lateral do ático é removida com a cureta de House, que realiza o movimento sempre distante dos ossículos. Este passo deve ser feito com cautela para que a cureta não toque na bigorna, o que pode causar hipermobilidade da bigorna.

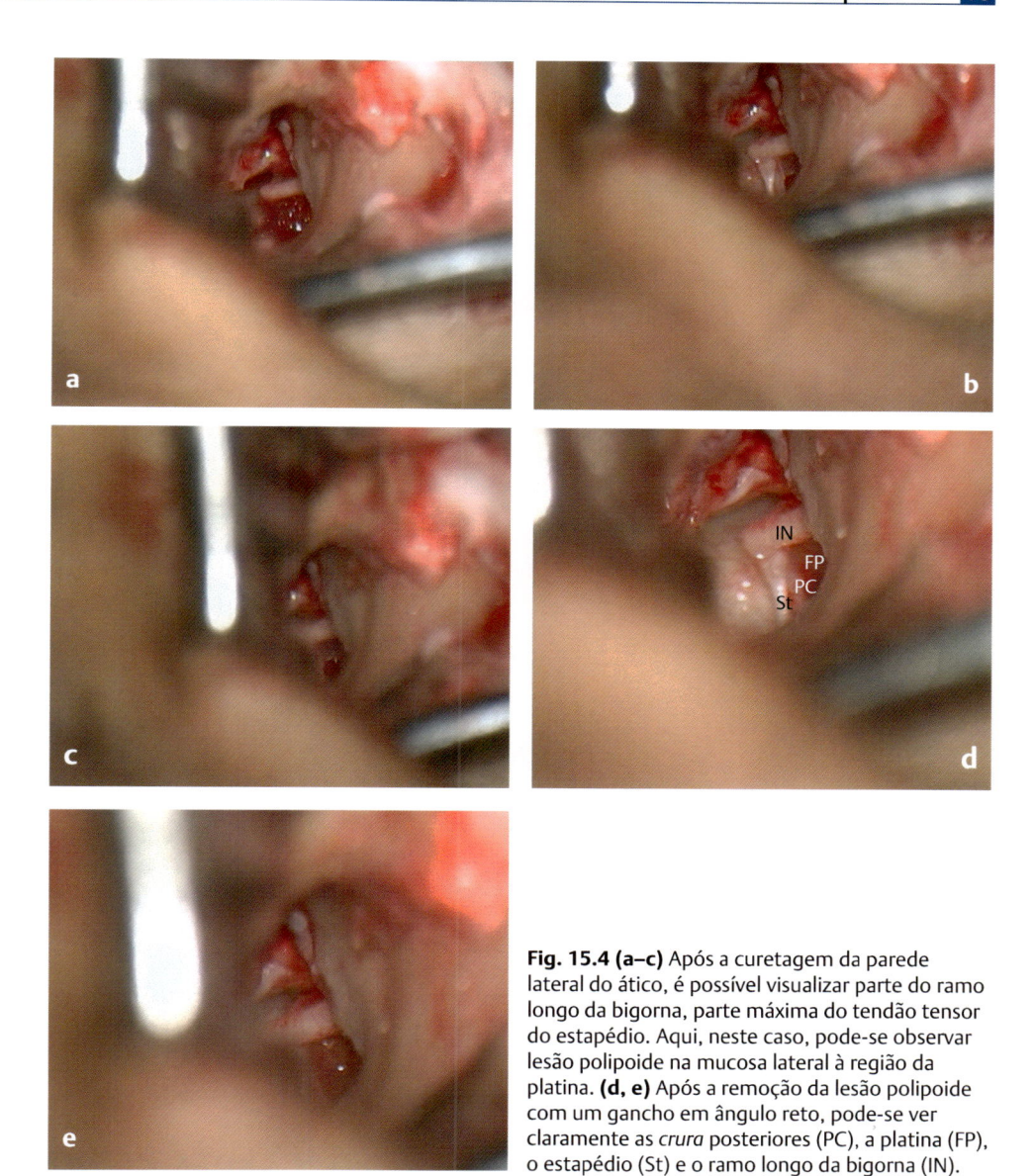

Fig. 15.4 (a–c) Após a curetagem da parede lateral do ático, é possível visualizar parte do ramo longo da bigorna, parte máxima do tendão tensor do estapédio. Aqui, neste caso, pode-se observar lesão polipoide na mucosa lateral à região da platina. **(d, e)** Após a remoção da lesão polipoide com um gancho em ângulo reto, pode-se ver claramente as *crura* posteriores (PC), a platina (FP), o estapédio (St) e o ramo longo da bigorna (IN).

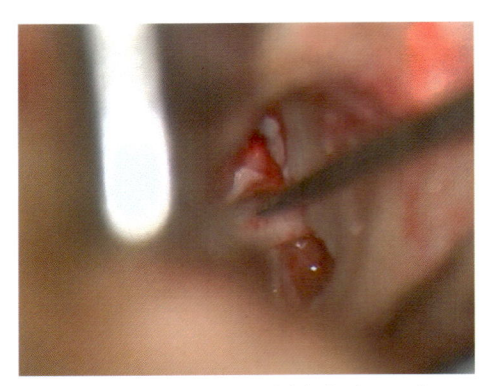

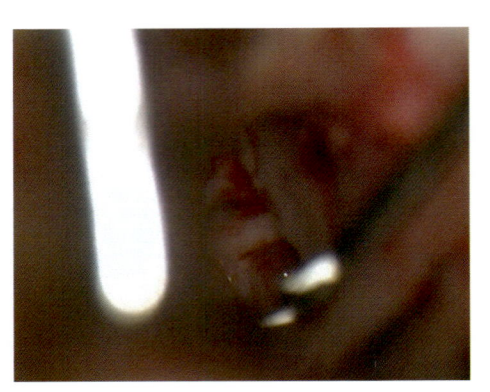

Fig. 15.5 Verificação da mobilidade do estribo, com o estilete em ângulo reto. Pela palpação suave sobre o ramo longo da bigorna, não há movimento da platina.

Fig. 15.6 O estilete de medição é necessário para mensurar a distância entre a superfície inferior do ramo longo da bigorna e a platina. Neste caso, foi de 4 mm. Então, será usado um pistão de 4,5 mm.

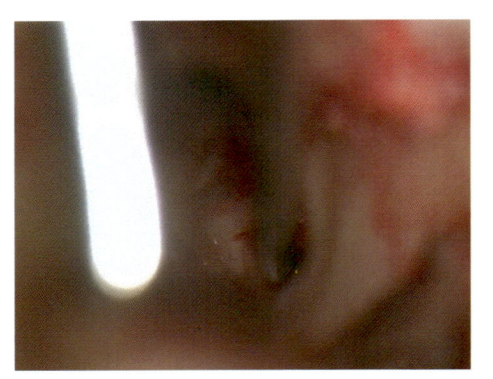

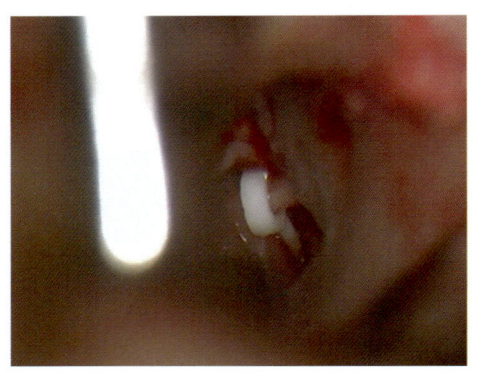

Fig. 15.7 O perfurador da platina de 0,3 mm é utilizado para fazer o furo de controle na metade posterior da platina. Gradualmente, o tamanho da fenestração é aumentado com um perfurador de 0,4, 0,5 e 0,6 mm. A haste do perfurador é fixada pelo polegar e dedo indicador e a perfuração é feita por meio de movimentos rotatórios suaves.

Fig. 15.8 O pistão de estribo de 4,5 mm é colocado na fenestra e enganchado no ramo longo da bigorna.

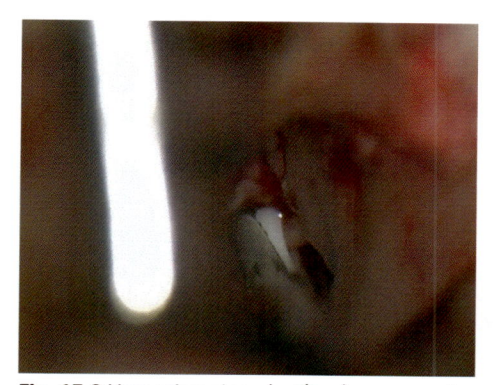

Fig. 15.9 Uma micropinça é utilizada para apertar a alça do pistão. Não é feito nem muito rígido nem muito frouxo.

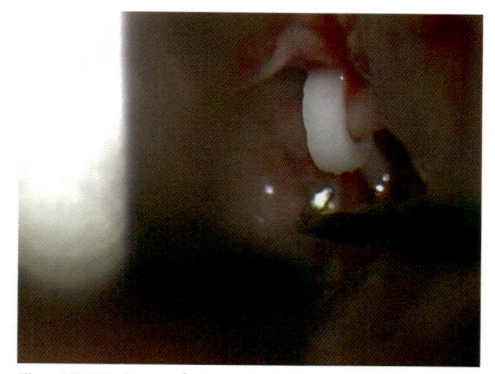

Fig. 15.10 O gancho em ângulo reto é utilizado para entrar na articulação incudoestapediana da face inferior e desarticulá-la.

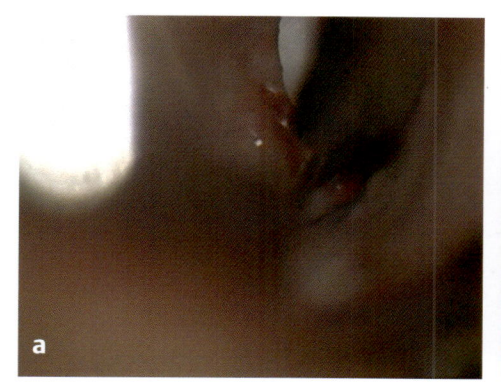

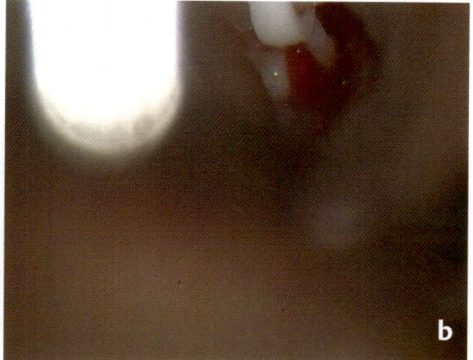

Fig. 15.11 (a, b) Uma tesoura de crurotomia é utilizada para cortar o tendão do tensor do estapédio. A secção do tendão é realizada em sua base.

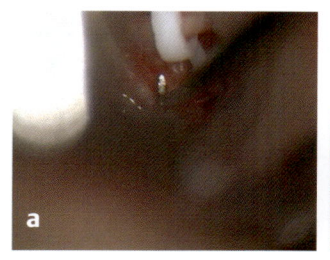

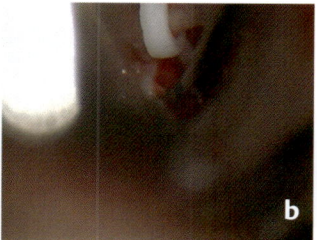

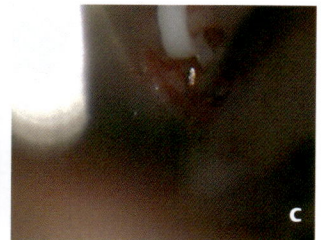

Fig. 15.12 (a–c) Uma palheta pequena em ângulo reto é usada para cortar as *crura* posteriores em sua base. A supraestrutura é fraturada empurrando-a inferiormente em direção ao promontório. A supraestrutura é removida.

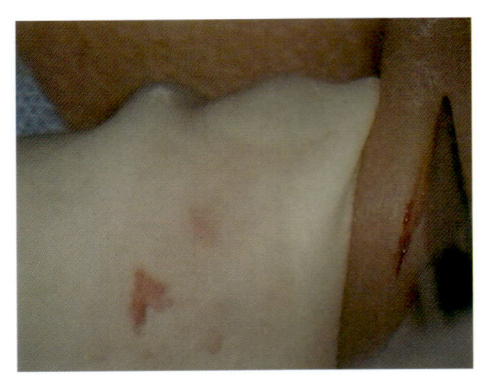

Fig. 15.13 A gordura é obtida do lóbulo da orelha e lavada em solução salina normal.

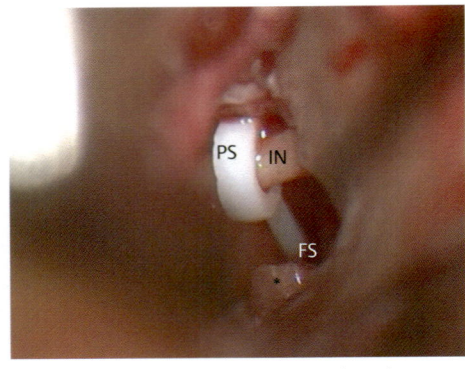

Fig. 15.14 A gordura (*asterisco*) é colocada posteriormente ao pistão perto da fenestração. FS, fenestração (abertura ou janela); IN, bigorna; PS, pistão.

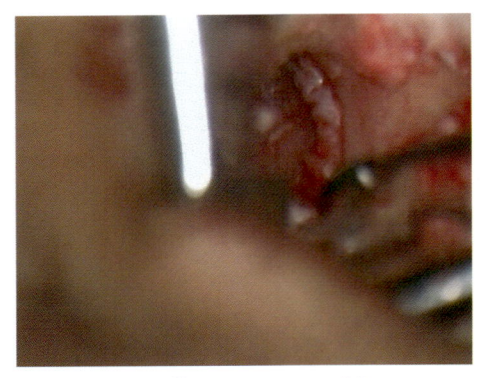

Fig. 15.15 O retalho timpanomeatal é reposicionado com o repositor.

Outro Caso de Estapedectomia

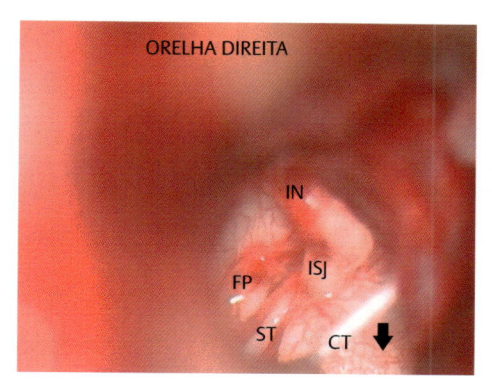

Fig. 15.16 Após a exposição adequada, é possível visualizar a ISJ (articulação incudoestapediana), a bigorna (IN), o estapédio (ST), a platina (FP) e a corda do tímpano (CT) aqui; observe os vasos sanguíneos ingurgitados no promontório (*seta*), que, quando vistos através da membrana timpânica intacta, são conhecidos como "sinal de Schwartz".

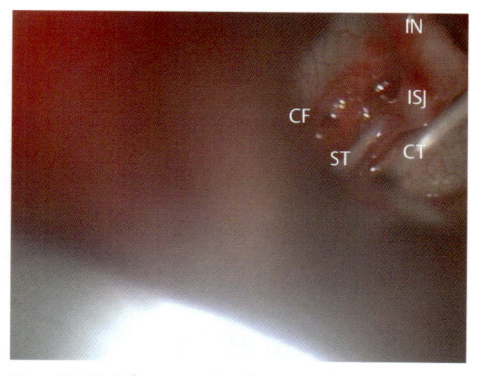

Fig. 15.17 A fenestração de controle (CF) de 0,3 mm é feita com perfurador de 0,3 mm na metade posterior da platina. CT, corda do tímpano;
IN, bigorna; ISJ, articulação incudoestapediana; ST, estapédio.

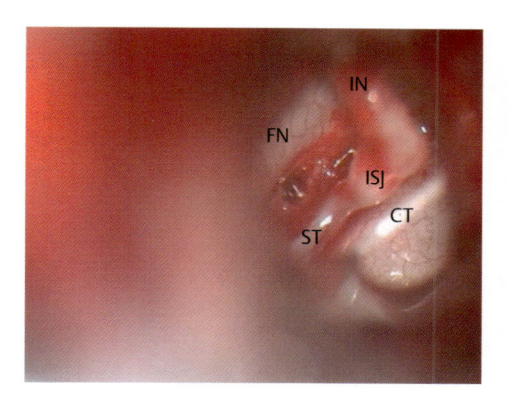

Fig. 15.18 O tamanho da fenestração é aumentado pelo perfurador de 0,4, 0,5 e 0,6 mm gradualmente. CT, corda do tímpano; FN, nervo facial; IN, bigorna; ISJ, articulação incudoestapediana; ST, estapédio.

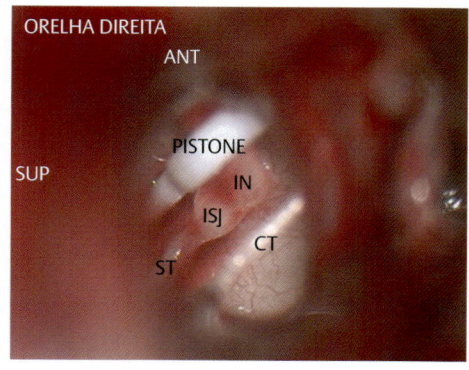

Fig. 15.19 O pistão (P) de teflon® é colocado através da fenestra e a alça é enganchada ao redor do ramo longo da bigorna (IN). CT, corda do tímpano; ISJ, articulação incudoestapediana; ST, estapédio.

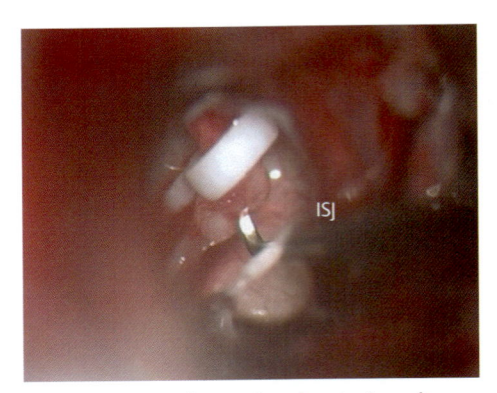

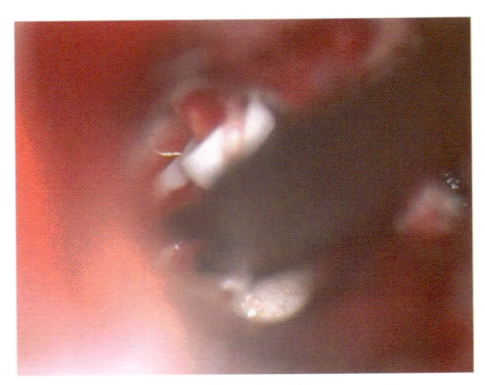

Fig. 15.20 O gancho em ângulo reto é usado para desarticular a articulação incudoestapediana (ISJ, do inglês *incudostapedial joint*). A articulação é inserida pelo lado do promontório.

Fig. 15.21 O tendão do músculo tensor do estapédio é cortado com a tesoura.

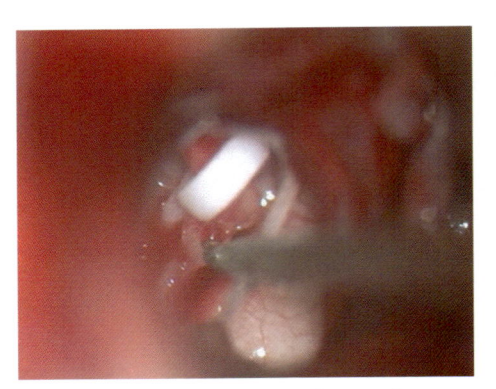

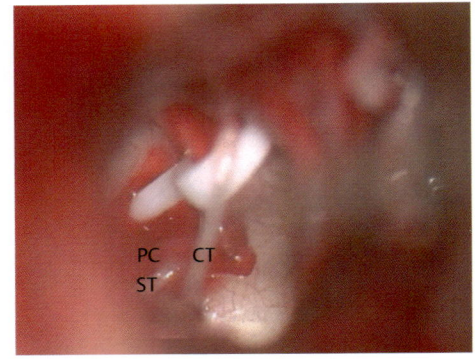

Fig. 15.22 As *crura* posteriores são cortadas com a palheta de ângulo reto logo acima da platina. As *crura* anteriores são mais finas e podem ser fraturadas facilmente.

Fig. 15.23 A supraestrutura do estribo (SS) é fraturada em direção ao promontório. CT, corda do tímpano; PC, *crura* posteriores; ST, estapédio.

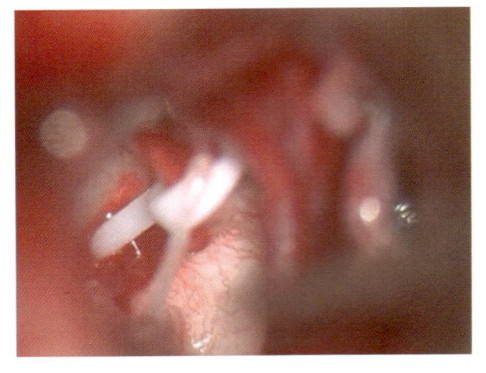

Fig. 15.24 Após a remoção da supraestrutura do estribo (SS), pode-se notar que o pistão está bem dentro da fenestração e a alça está enganchada em torno do ramo longo da bigorna. A corda do tímpano está ancorada lateralmente ao pistão. Em seguida, o retalho timpanomeatal é reposicionado e o Gelfoam® é colocado no meato acústico externo.

Seção C

Radiologia Otológica

16. TC do Osso Temporal em Relação à Otite Média Crônica (Tipo Escamoso)

16 TC do Osso Temporal em Relação à Otite Média Crônica (Tipo Escamoso)

Aniket Mondal

A tomografia computadorizada de alta resolução (HRCT) do osso temporal tem um papel valioso na avaliação pré-operatória da otomastoidite crônica, fornecendo excelente definição da extensão da doença, especialmente nas áreas ocultas (p. ex., seio timpânico e recesso facial), bem como várias complicações, tais quais: erosão óssea, ossicular e do canal facial; fístula labiríntica; deiscência do seio sigmoide e erosão do tegme timpânico e qualquer extensão intracraniana. Além disso, fornece um roteiro pré-cirúrgico para o cirurgião, detectando quaisquer variantes anatômicas (como, proeminência ou deiscência do bulbo jugular, deiscência do canal facial e baixo nível do tegme timpânico) que podem levar a consequências fatais durante a cirurgia. Outro papel importante da tomografia computadorizada (TC) é a detecção de doença recorrente/residual para evitar uma segunda exploração cirúrgica desnecessária. Neste capítulo, mostramos diferentes tipos de extensão da doença denominada otomastoidite crônica, especialmente o colesteatoma e suas várias complicações, juntamente com algumas variantes anatômicas importantes.

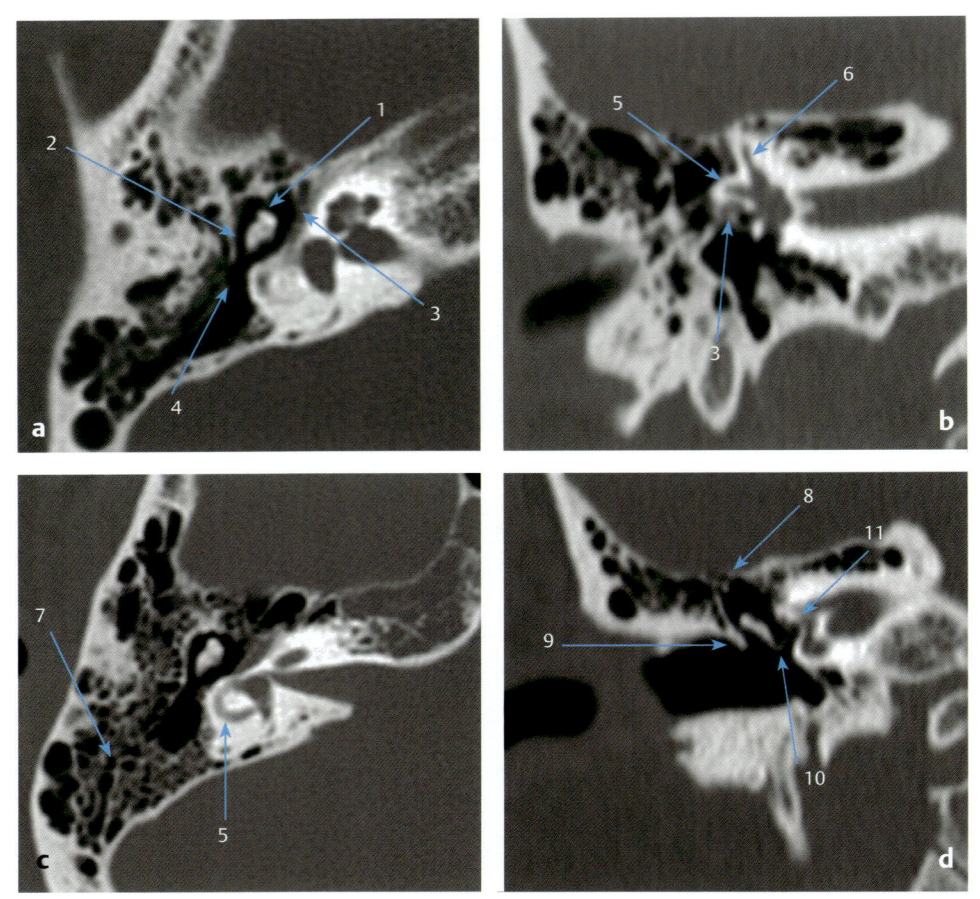

Fig. 16.1 A HRCT do osso temporal em corte axial **(a, c)** e coronal **(b, d)** mostra a anatomia normal da orelha média e da mastoide. 1: Cabeça do martelo, 2: Bigorna, 3: Canal facial (segmento timpânico), 4: *Aditus ad antrum* mastoideo, 5: Canal semicircular lateral, 6: Canal semicircular superior, 7: Células mastóideas 8: Tegme timpânico, 9: *Scutum* (lâmina timpânica), 10: Processo lenticular da bigorna, 11: Estribo na janela oval.

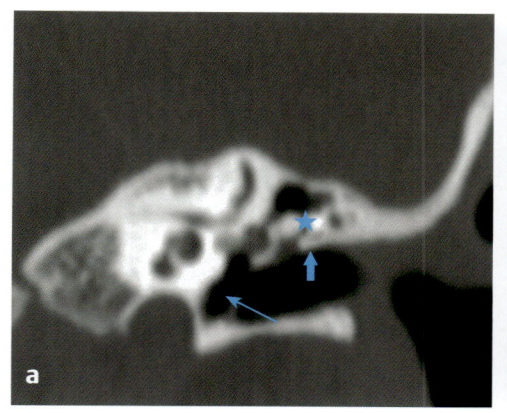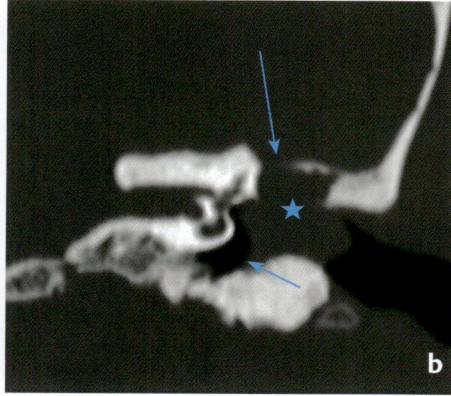

Fig. 16.2 (a) Otite média crônica do lado direito — tomografia computadorizada coronal de alta resolução (HRCT) mostra opacificação de tecidos moles hipodensos não dependentes no espaço de Prussak (*asterisco*) e epitímpano com erosão do *scutum* (*seta grossa*) — sugestiva de colesteatoma da *pars* flácida. **(b)** Além disso, há erosão do antro do tegme timpânico (*seta longa e fina*) e dos ossículos da orelha. Membrana timpânica levemente espessada e retraída (*seta curta e fina*).

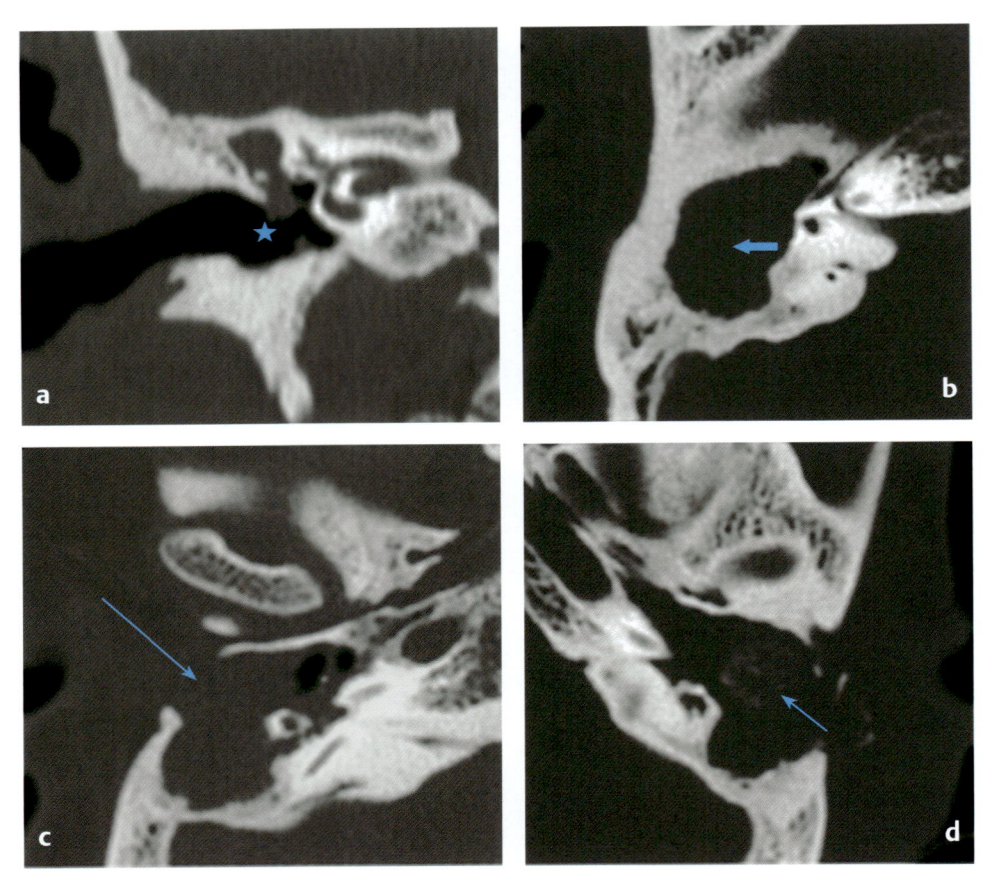

Fig. 16.3 Otite média crônica direita (COM). **(a)** Membrana timpânica espessada com grande perfuração central (*asterisco*). **(b, c)** Alargamento do *aditus ad antrum* mastóideo com erosão das trabéculas da mastoide e ossículos da orelha com formação de cavidade comum (*seta grossa*). **(c)** Em outro paciente, erosão da parede lateral da mastoide com formação de abscesso subperiosteal (*seta longa*) levando à automastoidectomia. **(d)** COM do lado esquerdo — automastoidectomia com alterações fibro-ósseas (*seta curta*) no interior.

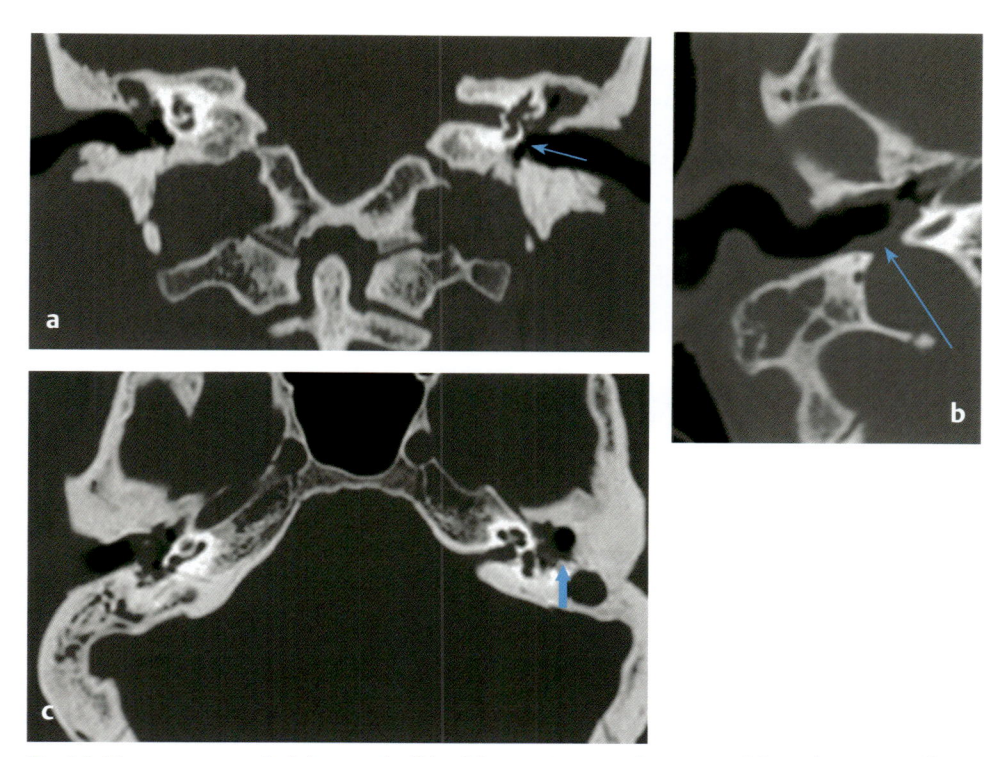

Fig. 16.4 Imagens em corte **(a)** coronal e **(b)** axial — mostram o colesteatoma bilateral com retração acentuada da membrana timpânica (*seta curta*). O tecido de granulação estende-se para dentro do hipotímpano com bulbo jugular deiscente (*seta longa*) e membrana timpânica espessa retraída.
(c) O tecido de granulação envolve o seio do tímpano e o recesso facial (*seta grossa*). A Figura C é de outro paciente.

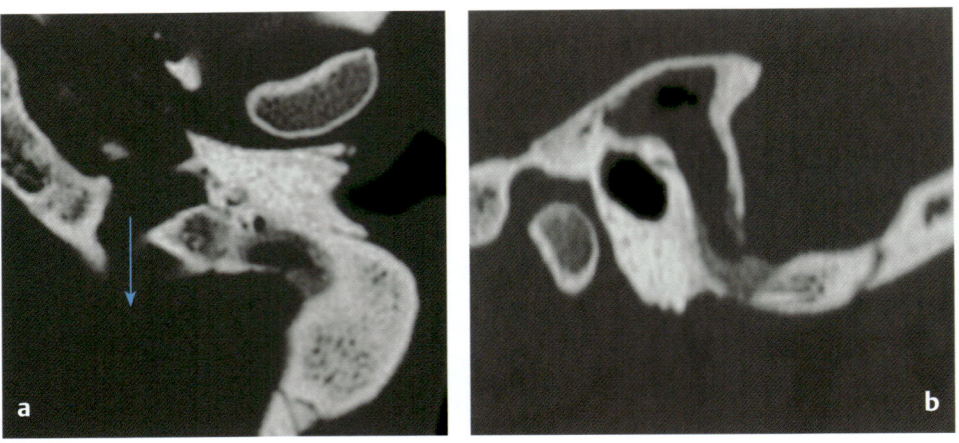

Fig. 16.5 (a) Axial e **(b)** sagital. Otite média crônica do lado esquerdo — a erosão irregular focal é vista na placa sinodural (*seta*).

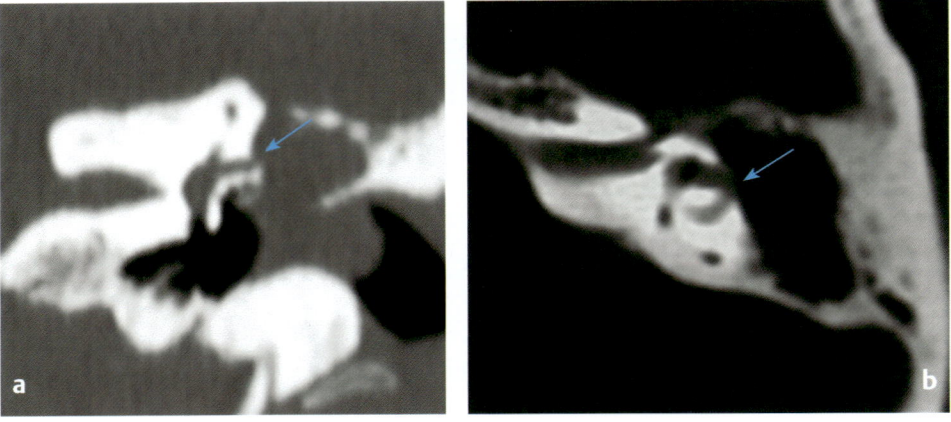

Fig. 16.6 Otite média crônica do lado direito. Os exames coronal **(a)** e axial **(b)** mostram erosão do canal semicircular lateral com formação de fístula labiríntica (*seta*).

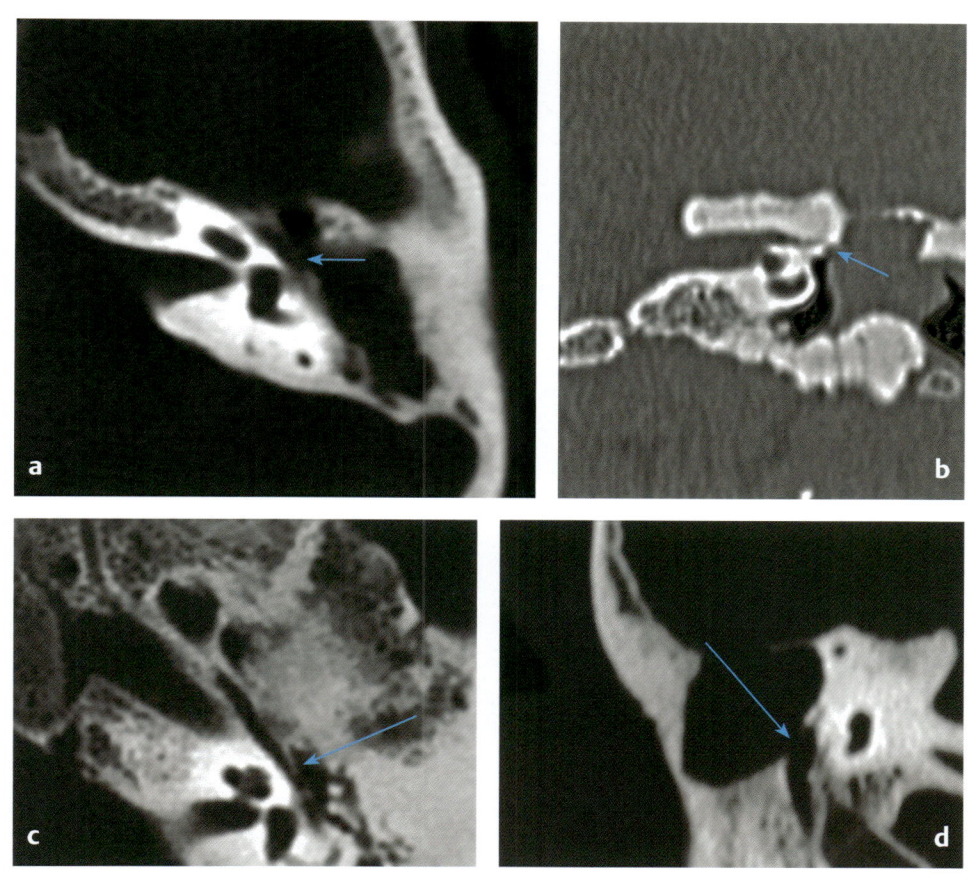

Fig. 16.7 Tomografia computadorizada de alta resolução (HRCT) — imagens em corte axial **(a)** e coronal **(b)**. Em um paciente com paralisia do nervo facial, as *setas* mostram a erosão do segmento timpânico do canal facial (*seta*). **(c)** Em outro paciente, observa-se erosão focal do canal facial (*seta*). **(d)** Em caso de colesteatoma comprovado cirurgicamente, observa-se erosão do canal facial próximo ao segundo joelho (*seta*).

Seção D

Desfechos Cirúrgicos

17. Avaliação Pós-Cirúrgica e Complicações

17 Avaliação Pós-Cirúrgica e Complicações

Este capítulo ilustra diferentes imagens pós--operatórias. É muito importante auditar os próprios resultados cirúrgicos e ter a documentação adequada. O autor registrou a membrana timpânica após timpanoplastia, ossiculoplastia e exploração da mastoide. Isso ajudará a conhecer os resultados da ossiculoplastia, o destino da prótese, as condições da cavidade mastoidea e as diferentes complicações das cirurgias otológicas.

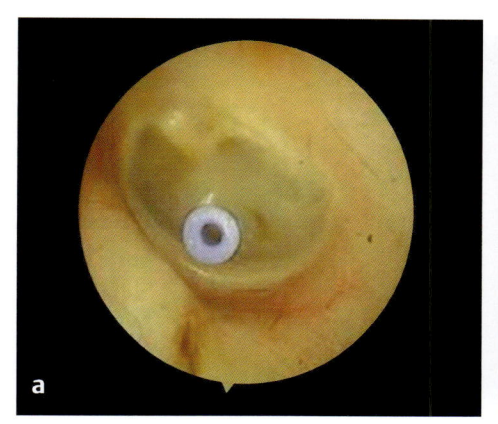 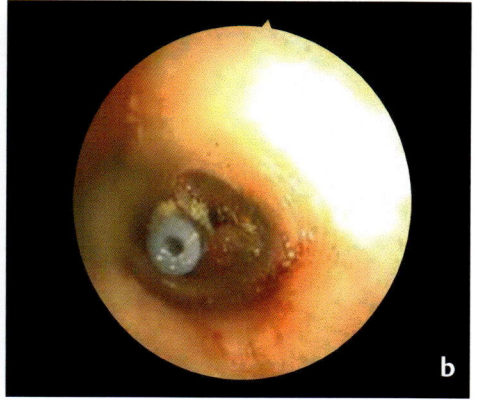

Fig. 17.1 (a, b) O tubo de ventilação, tipo Shephard, é colocado no quadrante anteroinferior da membrana timpânica. Foi realizado para a otite média com efusão.

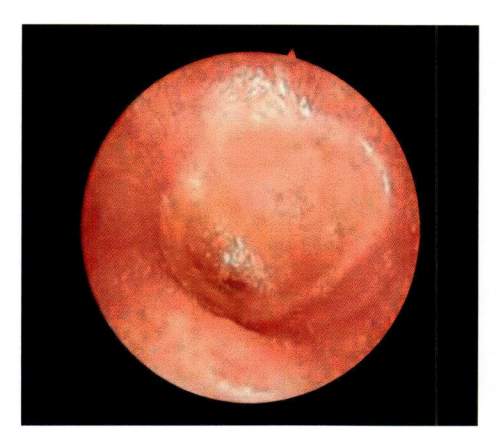 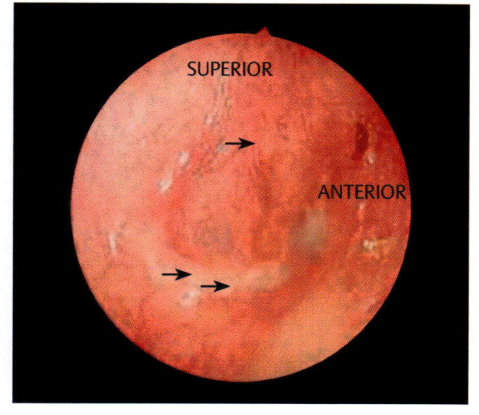

Fig. 17.2 Membrana timpânica da orelha esquerda 4 meses após a cirurgia de timpanoplastia. Observe o anel fibrocartilagíneo que está localizado exatamente no anel ósseo.

Fig. 17.3 Visão pós-operatória da membrana timpânica direita após a timpanoplastia. Observe o anel fibroso espessado inferiormente e a neovascularização ao redor do cabo do martelo.

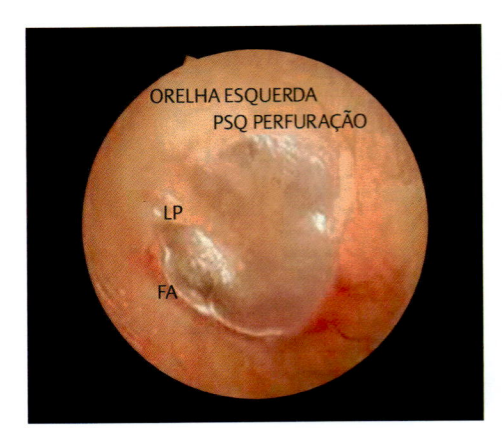

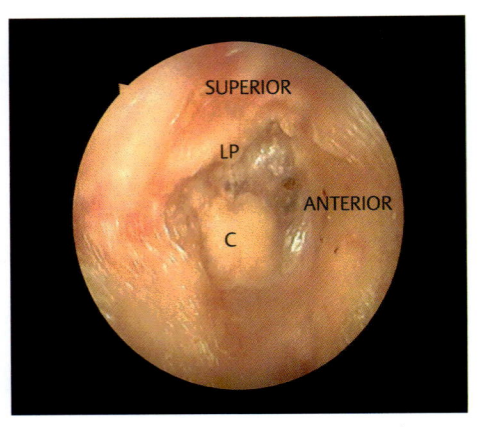

Fig. 17.4 Membrana timpânica esquerda 6 meses após timpanoplastia. Observe a região de perfuração da saliência óssea posterossuperior. FA, anel fibroso; LP, processo lateral do martelo; PSQ, quadrante posterossuperior.

Fig. 17.5 Membrana timpânica pós-operatória do lado direito. Este é um caso de timpanoplastia com cartilagem em ilha. C, cartilagem; LP, processo lateral do martelo.

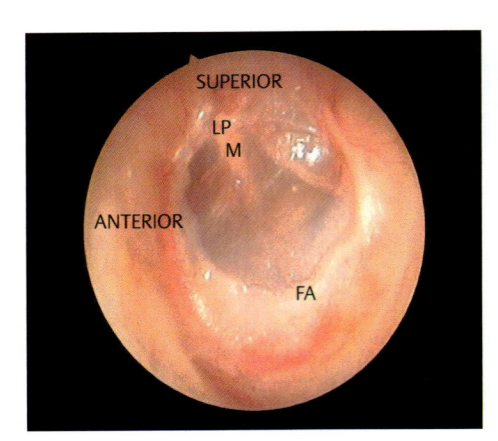

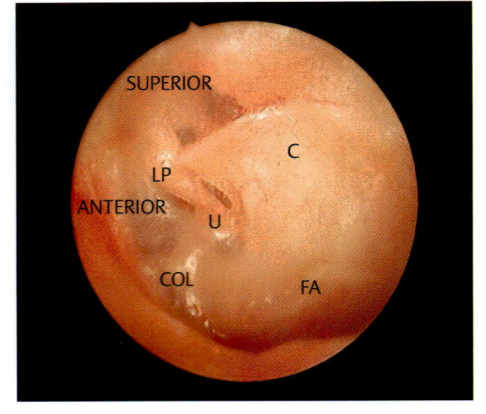

Fig. 17.6 Visão pós-operatória da membrana timpânica esquerda. Observe a bela orientação do anel fibrocartilagíneo colocado corretamente no anel ósseo. FA, anel fibroso; LP, processo lateral do martelo; M, martelo.

Fig. 17.7 Visão pós-operatória de timpanoplastia com cartilagem realizada em um caso de otite média atelectásica. A cartilagem em fatias finas é colocada posteriormente ao martelo. Pode-se notar o espaço adequado na orelha média após a cirurgia. C, cartilagem; COL, cone de luz; FA, anel fibroso; LP, processo lateral do martelo; U, umbigo.

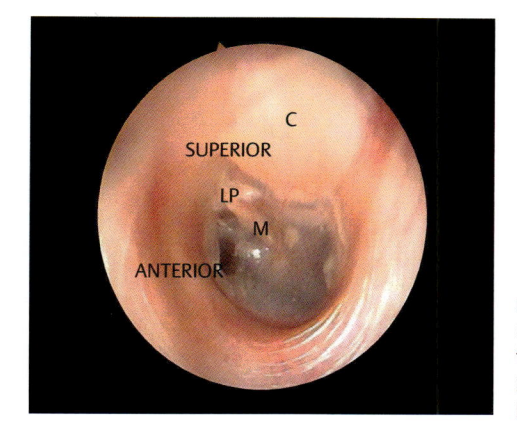

Fig. 17.8 Membrana timpânica esquerda e reconstrução da cartilagem do ático. Uma fina fatia de cartilagem é colocada na região de perfuração posterossuperior. C, cartilagem; LP, processo lateral; M, martelo.

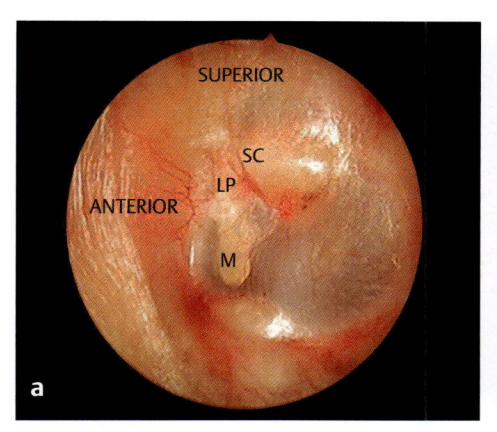

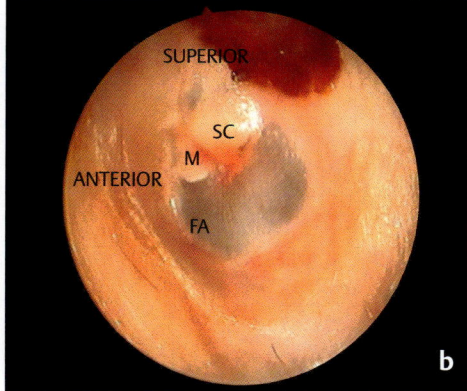

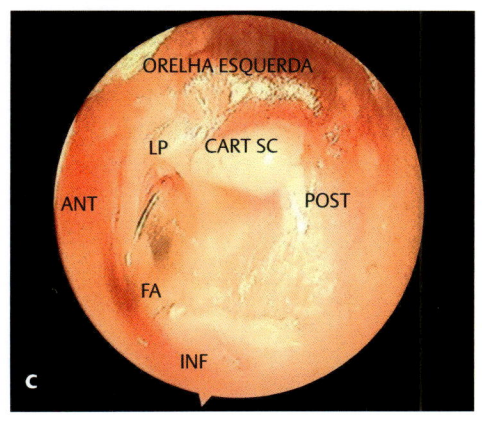

Fig. 17.9 (a) Vista pós-operatória de ossiculoplastia da orelha esquerda. A columela curta (SC) esculpida da bigorna é visualizada através do neotímpano. **(b)** Vista pós-operatória da ossiculoplastia da orelha esquerda. A SC com cartilagem é visualizada através da membrana timpânica. **(c)** Vista pós-operatória da ossiculoplastia da orelha esquerda. A columela curta com cartilagem pode ser notada através do neotímpano. Observe que há um espaço mantido entre uma columela curta e o anel posterior que é essencial para uma boa audição. FA, anel fibroso; LP, processo lateral; M, martelo.

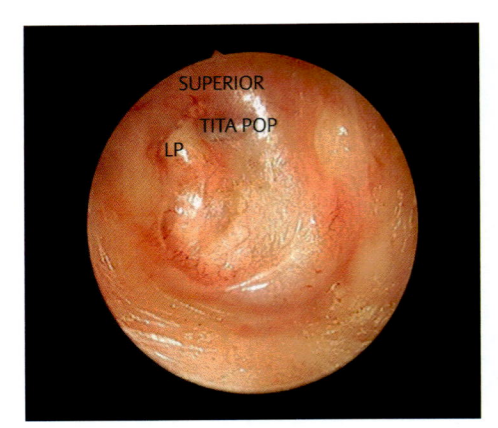

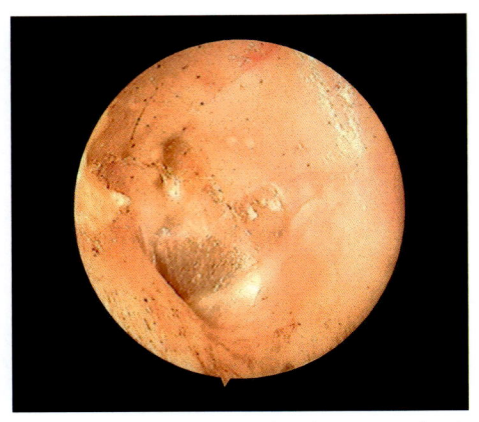

Fig. 17.10 Vista pós-operatória da ossiculoplastia. A prótese ossicular parcial de titânio (TITA POP) é visualizada através do neotímpano. A capa da cartilagem está deslocada e a prótese está em contato direto com a membrana do tímpano. LP, processo lateral.

Fig. 17.11 Vista pós-operatória da timpanoplastia esquerda e reconstrução do ático com cartilagem em fatias.

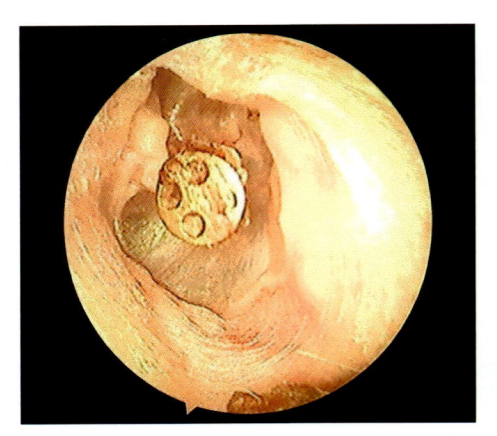

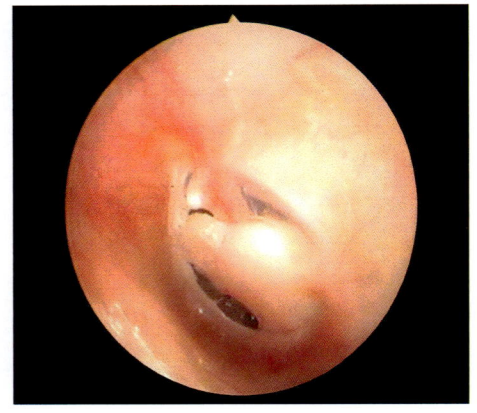

Fig. 17.12 Imagem pós-operatória da prótese de titânio saindo do neotímpano (orelha esquerda).

Fig. 17.13 Imagem pós-operatória da orelha esquerda de timpanoplastia com cartilagem apresentando uma perfuração residual no quadrante anteroinferior.

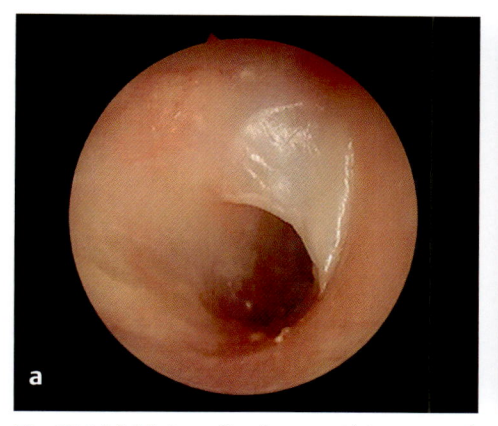
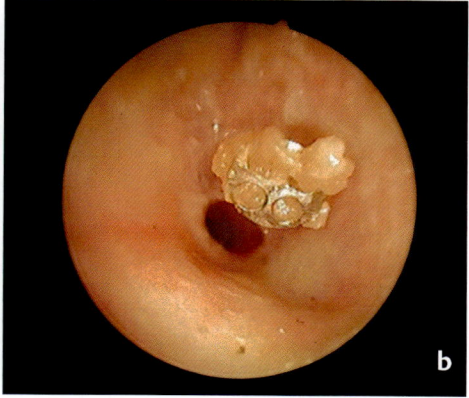

Fig. 17.14 (a) Fotografia pós-operatória mostrando cartilagem em forma de "L" saindo da orelha média. A cartilagem em forma de "L" é utilizada quando a supraestrutura do estribo está ausente. **(b)** Prótese de titânio saindo através do neotímpano mantendo uma perfuração residual.

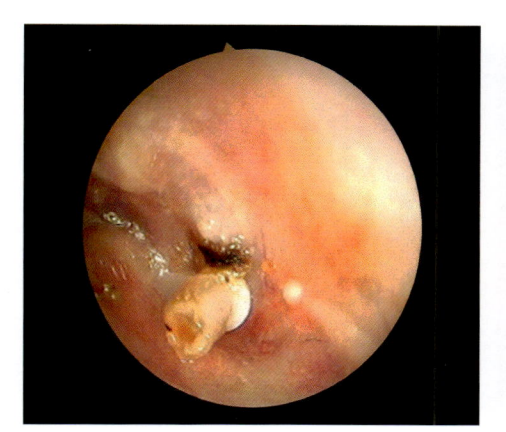
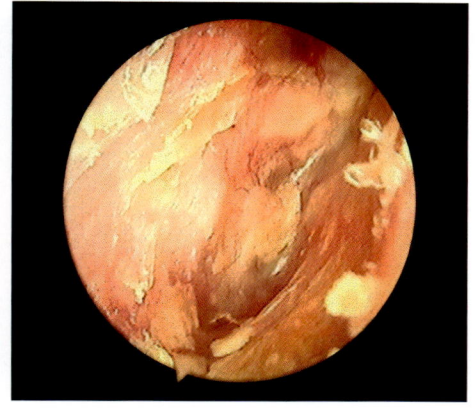

Fig. 17.15 Extrusão da prótese parcial de politetrafluoretileno (PTFE) em meato acústico externo. Esta extrusão foi um processo gradual. Pode-se notar que a membrana timpânica estava intacta dando origem a uma montagem de timpanoplastia tipo III. Este paciente tinha limiar de condução aérea de 20 dB com *gap* aéro-ósseo inferior a 10 dB.

Fig. 17.16 Imagem pós-operatória de mastoidectomia da orelha direita com obliteração da cavidade mastóidea com retalho pediculado do músculo temporal. Observe que se parece com um meato acústico externo normal.

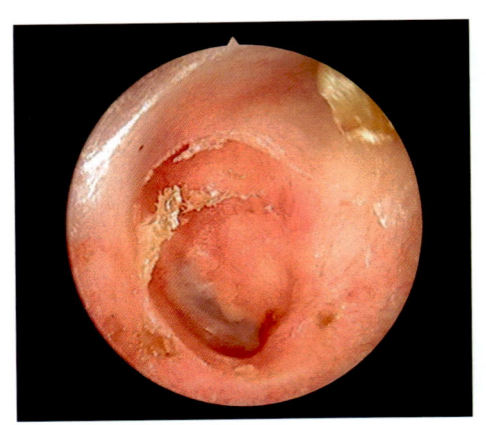

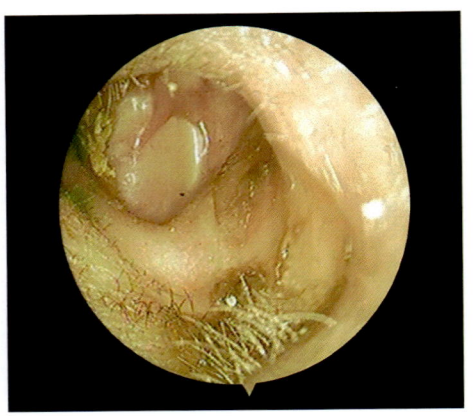

Fig. 17.17 Esta é uma imagem pós-operatória de 4 meses de caso de mastoidectomia. A obliteração do retalho muscular periosteal da cavidade mastóidea resulta em meato acústico externo liso, cicatrizado e quase sem cavidade.

Fig. 17.18 Vista pós-operatória da cavidade mastóidea observada a partir da meatoplastia adequada.

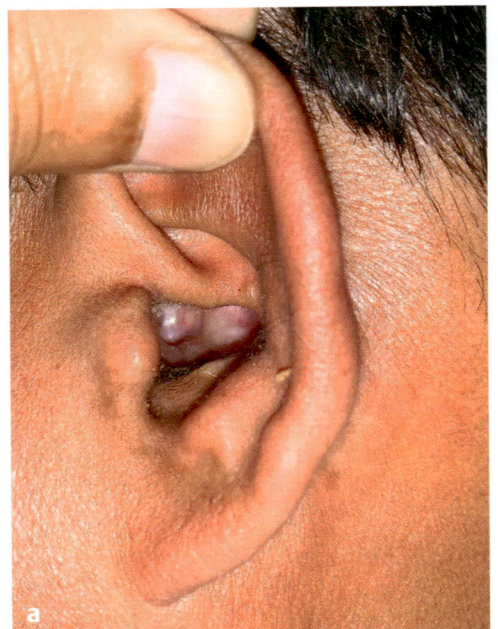

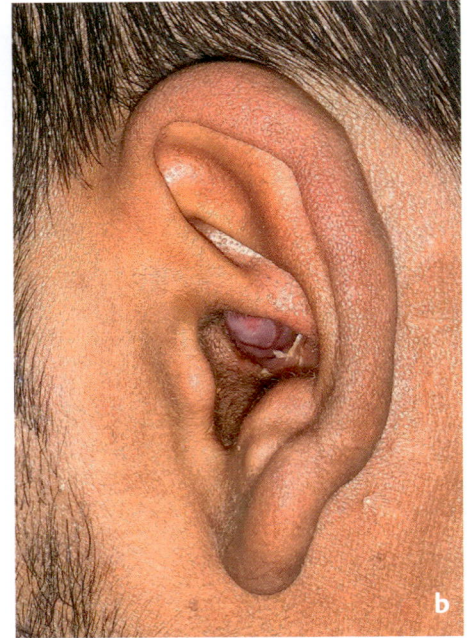

Fig. 17.19 (a, b) Fotografias de "Apenas meatoplastia adequada". A meatoplastia deve ser realizada após a reconstrução da cavidade e dependendo do tamanho da neocavidade.

Índice Remissivo

*Entradas acompanhadas por um **f** em itálico indicam figuras.*